TRAVAUX SCIENTIFIQUES

SUR LA DÉCOUVERTE

DE LA

RESPIRATION ARTIFICIELLE

HYPODERMIQUE

PRÉSENTÉS A LA FACULTÉ DE MÉDECINE DE BUENOS-AYRES
A L'ACADÉMIE DE MÉDECINE DE PARIS
ET AU CLUB DE PHYSIOLOGISTES DE VIENNE

PAR

Le Docteur F. COBOS

Médecin en chef, par concours, de l'Hospital San Roque,
à Buenos-Ayres

**DEUXIÈME ÉDITION, POLYGLOTTE
EN ESPAGNOL, FRANÇAIS ET ALLEMAND**

PARIS
IMPRIMERIE CHARLES SCHLAEBER
257, RUE SAINT-HONORÉ, 257

1899

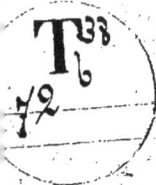

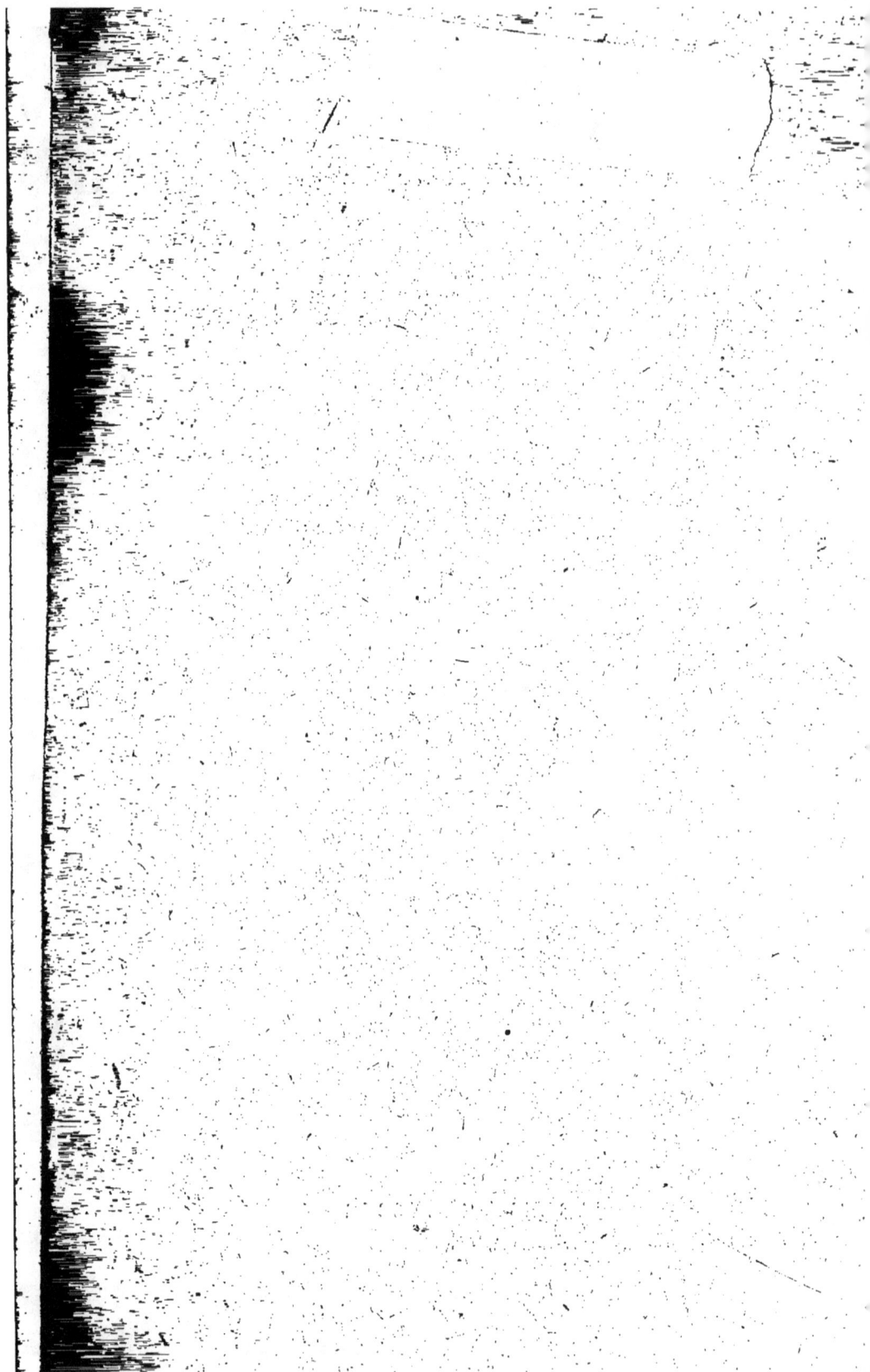

TRAVAUX SCIENTIFIQUES

SUR LA DÉCOUVERTE

DE LA

RESPIRATION ARTIFICIELLE

HYPODERMIQUE

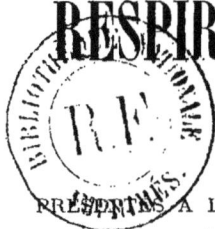

PRÉSENTÉS A LA FACULTÉ DE MÉDECINE DE BUENOS-AYRES

A L'ACADÉMIE DE MÉDECINE DE PARIS

ET AU CLUB DE PHYSIOLOGISTES DE VIENNE

PAR

Le Docteur F. COBOS

Médecin en chef, par concours, de l'Hospital San Roque,
à Buenos-Ayres

**DEUXIÈME ÉDITION, POLYGLOTTE
EN ESPAGNOL, FRANÇAIS ET ALLEMAND**

PARIS

IMPRIMERIE CHARLES SCHLAEBER

257, RUE SAINT-HONORÉ, 257

—

1899

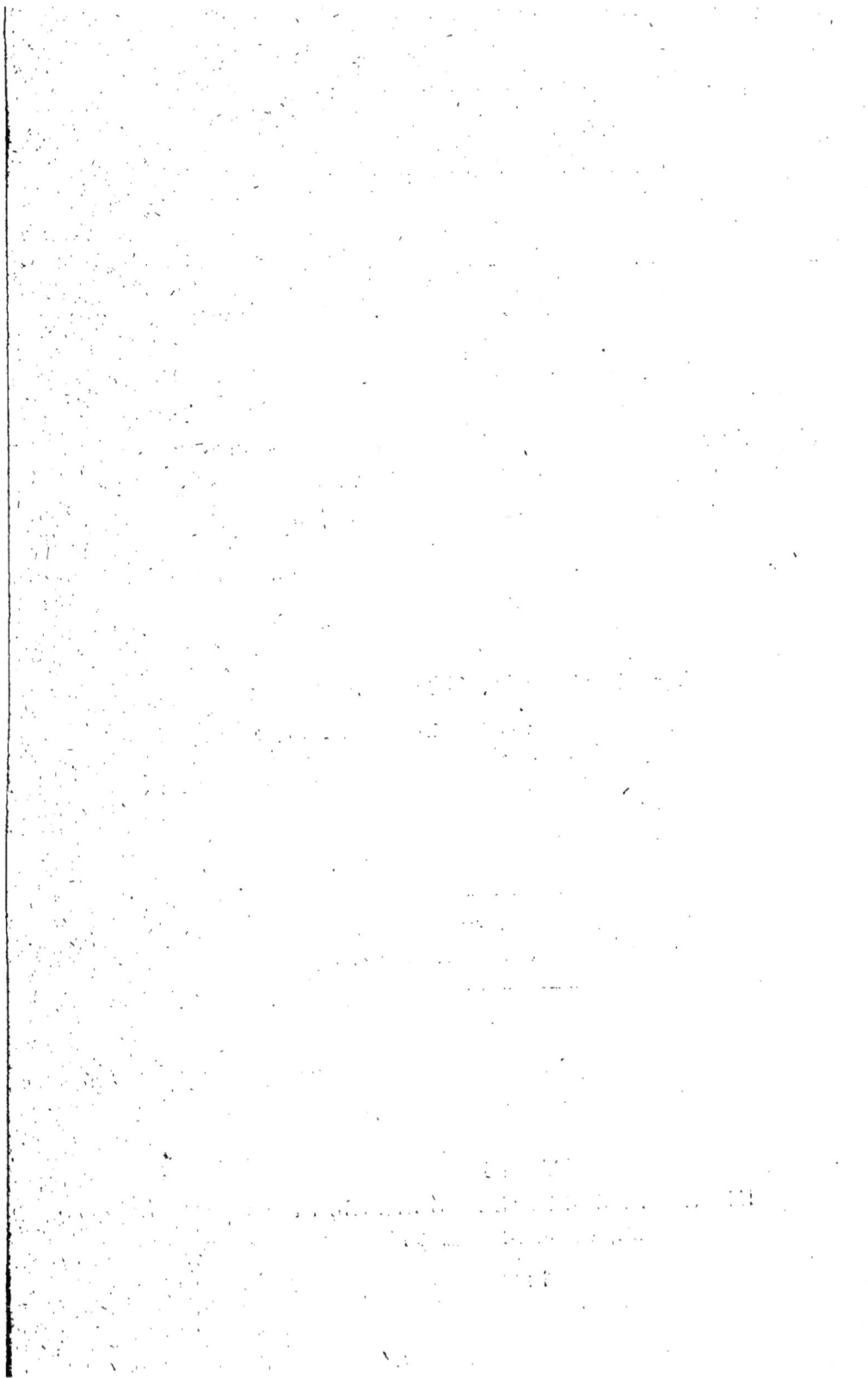

INDEX

OUVRAGES DU DOCTEUR COBOS

Tableau Clinique, présenté à l'Académie de Médecine de Paris, deuxième édition polyglotte en espagnol, français et allemand.

Origines de la Médecine et des Hôpitaux en Grèce, selon les récentes fouilles de l'Asclepion d'Epidaure, premier hôpital du monde, antérieur à Hippocrate (en préparation).

LA RESPIRACION ARTIFICIAL[1]

Entre las obras que por su importancia merecen exámen más detenido del que solemos hacer en nuestra sección *Libros nuevos*, esperan pacientemente que les llegue la vez algunos trabajos del doctor D. Francisco Cobos, cuyo nombre, poco sonado en España, es desde hace tiempo familiar á las eminencias científicas de Europa.

Al dar los primeros pasos en su carrera, ya el jóven Cobos mostró en esperanza el fruto cierto. Comisionado en 1886 por el gobierno argentino para combatir la epidemia colérica en el Estado de Mendoza, demostró satisfactoriamente que merecia la confianza en él depositada, venciendo en el corto lapso de cuarenta dias el terrible azote, que poco tiempo después sofocó también en la provincia de Salta, librando así á la República de los peligros de una invasión general.

A estas victorias debió, sin duda, el honor de que se le enviara más tarde á estudiar los adelantamientos de la ciencia médica en España, Francia, Inglaterra, Holanda, Bélgica y Alemania y se le nombrara delegado en el sétimo Congreso de higiene y demografía de Londres, donde presentó un estudio sobre el «tratamiento» y la «profilaxis» de la sífilis, con el procedimiento seguro para evitar sus estragos.

Una de las obras más notables de Cobos es el Cuadro clínico presentado á la Academia de medicina de Paris por Mr. Peter, cuya competencia es universalmente reconocida. Del mérito de este trabajo nada queremos decir por cuenta propia, limitándonos á remitir al lector á los juicios encomiásticos del *Bulletin de l'Académie de Médecine* y de la *Revue d'hygiène thérapeutique,* y

---

(1) Juicio sobre el autor y sus trabajos científicos publicado en *El Imparcial*, de Madrid.

sobre todo al éxito que obtuvo en Paris, Berlin y Viena, donde reputados médicos le considéran como el generador del archivo clínico, porque establece un lenguaje universal para la clínica por el método gráfico.

Pero á pesar de la utilidad incontestable del *Cuadro clínico*, creemos que el estudio sobre la *Respiración artificial hipodérmica* presentado por el doctor Cobos á la Academia de Medicina de Paris es labor de mucho mayor alcance y trascendencia. En las sesenta páginas de que consta la *tesis*, base á no dudar de un libro que algún día honrará la literatura médica, deja entrever el doctor Cobos la posibilidad de producir artificialmente en unos tejidos las funciones que la naturaleza parece haber designado á otros, y por lo que se refiere á la respiración — absorción del oxígeno por la sangre y los tejidos, y eliminación del ácido carbónico, —prueba con numerosos ejemplos que mediante la inyección hipodérmica de oxígeno se provoca el mismo fenómeno que normalmente se verifica en la superficie alveolar.

Los experimentos hechos por el doctor Cobos para demostrar la exactitud de su teoria son concluyentes : el oxígeno introducido por inyección hipodérmica es absorbido por los capilares sanguíneos que después de la combustión eliminan el ácido carbónico en el punto de la inyección, realizándose de esta manera, aunque en menor escala, un fenómeno que no difiere en nada del que se efectúa en la superficie de los pulmones.

Pero esta respiración artificialmente producida ¿podrá en casos determinados suplir por más ó menos tiempo á la respiración pulmonar ? Más claro aún : si un cuerpo extraño se interpone en la tráquea, si esta se obstruye por falsas membranas, como sucede en la difteria, ó si los pequeños bronquios pulmonares son atascados por productos patológicos, como ocurre con la bronquitis capilar y la pneumonía doble, casos en que los pulmones están privados de trasmitir el fluido vital á nuestro organismo, ¿será factible auxiliar artificialmente la imperfecta respiración tegumentaria y salvar la vida del enfermo ?

El autor no afirma nada explicitamente respecto al particular ; pero si, como dice, su teoria, se relaciona de un modo directo con fenómenos vitales de la mayor importancia, porque « respirar es vivir, » se deduce sin esfuerzo que su estudio contiene una afirmación implícita y que la tesis abre nuevos horizontes á la fisiologia.

Tal es, al menos, la opinión de muchos hombres de ciencia, entre ellos el doctor Descourtis.

« Estas experiencias — dice al occuparse de las investigaciones del doctor Cobos — demuestran que la especialidad de nuestros órganos y de sus funciones es artificial, y que si el pulmón es el órgano más importante de la respiración, no es el único, porque la respiración se verifica en todo el cuerpo, y particularmente al nivel de la piel. Nosotros no podemos desenvolver aquí la idea de la solidaridad que existe entre nuestros órganos y nuestros tejidos ; pero de las experiencias citadas se desprende la posibilidad de modificar la vitalidad del individuo, de rehacerla y de acudir en ayuda del órgano debilitado. »

Perseverando en sus estudios, el doctor Cobos hizo recientemente nuevos experimentos de fisiologia en el Colegio de Francia para demostrar que el verdadero órgano de la respiración es el capilar sanguíneo. y que las funciones de la nutrición pueden verificarse artificialmente ; y con posterioridad demostró ante las Sociedades de fisiologia de Atenas, Munich y Viena, que la alimentación y la eliminación tienen, como la respiración, un órgano común y único, el vaso capilar sanguíneo, siendo posible verificar artificialmente bajo la piel estas tres funciones de la nutrición.

Que las experiencias del doctor Cobos tienen, aparte de otros méritos, el de la originalidad, lo prueba el hecho de que varios médicos se ocupan en ensayos de parecida índole. Uno de ellos es Mr. Burlureaux, que en la Sociedad de Dermatologia de Paris procuró demostrar que los enfermos cuyo estómago se niega á admitir alimentos pueden ser nutridos artificialmente merced á la inyección hipodérmica de ciertas sustancias.

« Estas experiencias — dice la *Revue d'hygiène thérapeutique* — están llamadas á producir excelentes resultados. Pero Mr Burlureaux no es el primero que ha pensado en utilizar la poderosa absorción del tejido celular. Sin hablar de las inyecciones subcutáneas que se practicaron y todavia se pratican diariamente, debemos hacer mención espacial de los ingeniosos experimentos del Dr. Cobos, que ante la Academia de Medicina demostró la posibilidad de inyectar bajo la piel una cantidad considerable de oxígeno, y hacer que los tejidos lo absorban, constituyendo de este modo lo que él llama *respiración artificial hipodérmica.* El Sr. Cobos crea en el tejido celular subcutáneo un pulmón artificial, en tanto que Mr. Burlureaux crea un estómago también artificial. La idea es la misma, pero el doctor Cobos tiene el mérito de la prioridad. »

Suponemos que la concesión hecha por una revista profesional francesa á los merecimientos de un doctor de origen español, es mucho mas elocuente que todo cuanto nosotros pudiéramos decir para encomiar los trabajos científicos del doctor Cobos.

*
* *

Caracemos de tiempo y espacio para occuparnos de otras producciones científicas de esto jóven médico ; pero no daremos fin à estos ligeros apuntes sin decir algunas palabras acerca de su *Memoria* muy notable por cierto, sobre el tratamiento y profilaxis del cólera.

Como la mayor parte de los científicos modernos, el doctor Cobos opina que el vehículo principal de la propagación coleriforme, es el agua de que se surten los pueblos cuando es án contaminados ; pero difiere bastante de la opinión general en lo concerniente al modo de combatir la epidemia y aminorar sus estragos.

Sin excluir el tratamiento sintomático aconsejado por la experiencia, y principalmente el uso de los estimulantes, bebidas calientes y baños sinapizados para promover la reacción del organismo, opina el doctor Cobos que lo primero que debe hacerse es esterilizar el intestino delgado por el procedimiento de Cantani, empleando, no el tanino, como aconseja el professor italiano, sino el biyoduro de mercurio, cuya potencia, destructora es muy superior á la del tanino. Una vez eterilizado por la enteroclisis el intestino delgado, sitio principal de la fertilización microbiana y órigen de todos los desórdenes posteriores que se observa en los coléricos, es partidario el doctor Cobos de la gastroclisis, empleando la misma sustancia, para devolver al estómazo por medio del lavaje la potencia digestiva, y de la bypodermoclisis, introduciendo por la via hipodérmica un liquido análogo al suero sanguineo, á fin de evitar los graves trastornos que ocasiona al organismo el espesamiento de la sangre y combatir la anuria, que es acaso el más alarmante de los síntomas que presentan los coléricos.

Tal es, descarnadamente, expuesto, el procedemiento empleado con lisonjero éxito por el doctor Cobos para combatir la epidemia colérica en el estado de Mendoza.

*
* *

Una noticia para terminar.

El doctor Cobos, que ha viajado por Oriente para estudiar á fondo la ciencia médica desde los tiempos de Hipócrates ; recorrido la isla de Cos, dondo estuvo le célebre escuela de medicina ; visitado en Constantinopla los hospitales de todas las naciones, y comparado detenidamente lo antiguo con lo moderno para formular conclusiones terminantes en el estudio de la clínica, se entretiene en planear una obra que abrirá nuevos caminos á la juventud.

Desgraciadamente el libro en preparación tardará mucho tiempo en aparecer y no se publicará en España.

N. REY DIAZ.

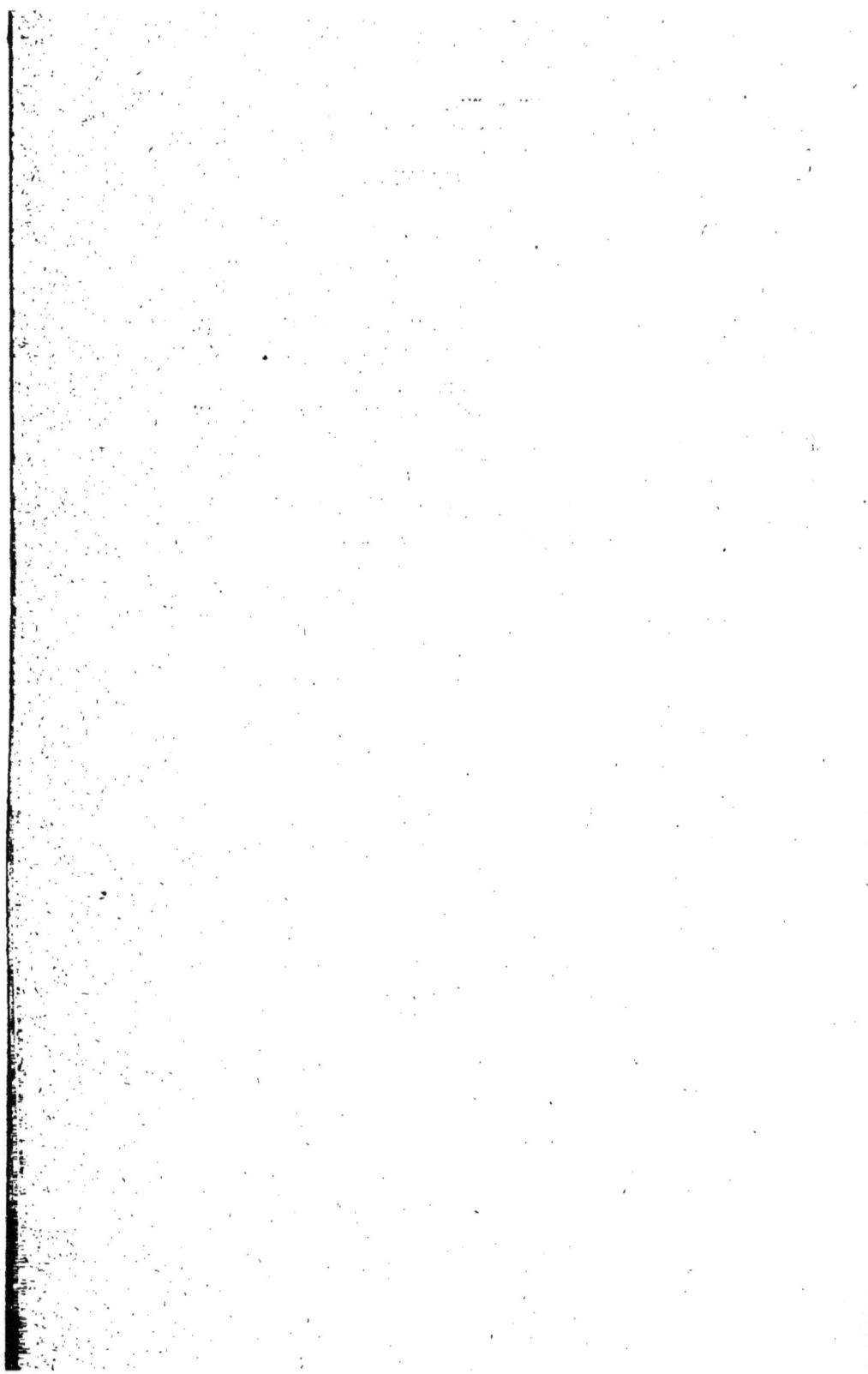

AL MUNDO MÉDICO

Realizar artificialmente, tal como cabe en lo posible, las funciones
de la nutrición, para auxiliar al organismo en los ataques de la enfermedad, ha sido mi preocupación constante, desde que empecé mi carrera médica.

Estudiar á la naturaleza, seguirla y ayudarla ¿ no és acaso el principal desideratum del práctico inteligente ?

Un vasto campo de observacion se ofreció á mi actividad para emprender esta tarea de descubrimientos científicos, durante la epidemia
de cólera que asoló á la provincia de Mendoza, en la Republica Argentina, el año 1886.

Nunca es mas elocuente la naturaleza que en medio de la desgracia.
¡ Y cómo, entónces, sugiere al espíritu, mas que en otra ocasión alguna,
la idea de acudir en su auxilio para aliviarla del sufrimiento! Me
encontraba en presencia de centenares de moribundos á quienes tenia
que prodigar los cuidados de mi asistencia, en el Lazareto, y al notar
los excelentes resultados obtenidos con el uso de grandes inyecciones
subcutáneas de suero artificial; tan grandes que eran de varios litros, á
la vez, distribuidos en distinctas regiones del cuerpo, pensé si no se
podria dar un paso mas en el progreso de la ciencia y unir las inyecciones del gas que necesita la sangre para la vida á las inyecciones de
los liquidos destinados á enriquecerla, las inyecciones de oxigeno á
las inyecciones del plasma artificial, la gastoclisis á la hidroclisis; en
una palabra : si seria posible abrir una nueva via a la terapéutica, dándole un precioso recurso de combate contra la asfixia.

A mi regreso à Buenos-Aires, antes de entregarme à la experimentación requerida para realizar mi idea estudié detenidamente los fenómenos de la nutrición en la escala animal, puesto que era la absorción, uno de sus principales agentes, quien debia intervenir en mis
experimentos. Al investigar los interesantísimos fenómenos nutritivos
me convencí de que la naturaleza, sencilla y universal en todo, simplificaba el problema hasta el punto de valerse, en medio de la complicada organización de los seres, de un solo órgano, para verificar
los complejos actos del intercambio vital ; de un solo órgano, que, en
su esencia, es igual en toda la escala zoológica : una superficie osmótica, la llamaré así, que en los organismos superiores y en el hombre,
está representada por la pared del capilar sanguíneo.

Me convencí también de que la naturaleza, mientras mas activas debian ser las funciones nutritivas, mas aumentaba la superficie de absorción y que, para mejor conseguir este objeto, se valia de cavidades, ya para obtener mayor extension de la pared absorbente y eliminadora y facilitar el contacto de las substancias que deben ser absorbidas, como en el pulmón, ya para que ésta sufra cierta preparación anterior, como en el aparato digestivo.

También me convencí de que el intercambio de la nutrición, en condiciones normales, es siempre *doble*; es decir, que la absorción se verifica *al mismo tiempo* que la eliminación. Asi, por ejemplo, la sangre no *absorbe* el oxígeno, sino *eliminando* el anhidrido carbónico; y no elimina este gas, sino absorbiendo el oxígeno.

De lleno ya en el campo de la experimentación, descubrí que se podian realizar artificialmente las funciones de la nutrición bajo la piel, siempre que se atendiera à las leyes impuestas por la naturaleza para los intercambios nutritivos.

En efecto : 1º bajo la piel, se puede crear artificialmente una cavidad provocada por la inyeccion de gases ó líquidos ; y, 2ª, se tiene, en las numerosas redes de capilares sanguíneos, el verdadero órgano de la nutrición.

Inyectando, pues, las substancias que se quiere sean absorbidas, en las condiciones que requiere el cumplimiento de la función, este acto debe realizarse. Eso es, precisamente lo que prueban mis experimentos.

El modesto trabajo que presento à la consideración del mundo médico, comprende mi primer descubrimiento en la serie de los fenómenos nutritivos ; el que se refiere à la respiración.

En él se demuestra :

1º Que el oxígeno inyectado bajo la piel se absorbe por la sangre, del mismo modo que en el pulmón.

2º Que el anhidrido carbónico de la sangre se elimina bajo la piel, artificielmente, de igual modo que, normalmente, en la superficie pulmonar.

3º Que á mas del oxigeno, la sangre puede absorber otros gases, como por ejemplo el ázoe, lo que sugiere la idea de la inyeccion de diferentes cuerpos gaseosos, con fines terapéuticos.

En resúmen, pues, mi trabajo revela un descubrimiento de fisiologia ; el de que se puede realizar una **respiración artificial hipodérmica**, que en pequeño, es análoga à la que se verifica extensamente en el pulmón.

Abre también nuevos horizontes à la medicina con las inyecciones hipodermicas, ya de oxígeno, ya de otros gases, con fines terapéuticos.

Siendo la superficie de la piel mucho menor en extension que la de la pared pulmonar, y estando la absorción en relación directa con la superficie absorbente, es natural que no se podrá obtener la absorción del oxigeno artificialmente en el tejido subcutáneo, sino también en mucho menor escala que en el verdadero aparato respiratorio. Así, pues, con la respiración artificial **hipodérmica no se puede sustituir** la función pulmonar, **sino ayudarla**: que es lo único que practica y racionalmente se le puede pedir a la ciencia y al auxilio humano. A este respecto calculo que el *maximum* de oxígeno que puede ser absorbido artificialmente por el hombre, bajo la piel, podrá llegar á la cuarta parte de lo que absorbe normalmente por el pulmón.

En cuanto a las aplicaciones clínicas de las inyecciones hipodérmicas ya de oxigeno, ya de otros gases, será materia de otro estudio y de una publicación complementaria de la presente.

Mientras tanto, como con las inyecciones de oxígeno bajo la piel se abre una nueva vía, tanto fisiológica como terapéutica, yo invito al mundo médico á repetir mis experimentos y á ayudarme, en mi modesta esfera con sus ideas, con sus conocimientos, con sus observaciones y con otros descubrimientos, encaminados al mismo fin que me he propuesto, para bien de la humanidad entera.

FRANCISCO COBOS.

Paris 1899.

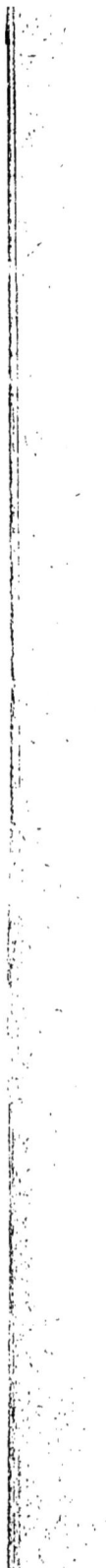

LA

RESPIRACIÓN ARTIFICIAL

HIPODÉRMICA

SUMARIO : Elementos materiales de la respiración : el aire ; la sangre ;
la pared ó membrana capilar ; la célula. — Agentes dinámicos ó
fuerzas que contribuyen al acto respiratorio ; presión ; osmósis ;
afinidad. — Teorías de la respiración : exámen crítico. — La respiración en la serie animal. — Respiración de los tejidos. — Respiración artificial hipodérmica. — Experimentos. — Conclusiones.

Puede asegurarse, sin temor, que el problema de la vida es el
que en todo tiempo atrajo principalmente la atención del hombre.

Los libros que la ciencia de la antigüedad nos ha legado,
demuestran claramente los esfuerzos que hacía ya la inteligencia
humana, desde los tiempos prehistóricos, para descubrir el
misterio que envuelve la existencia de los seres.

Mas, los antiguos, armados tan sólo de la observación y el
raciocinio sin que la experimentación interviniera en las
especulaciones del espíritu, abarcaban el conjunto de las manifestaciones de la vida, basándose en estudios incompletos de los
órganos, y en teorías erróneas sobre su funcionamiento. En estos
casos, la fantasía se adelanta á la razón y lo hipotético se presenta como realidad.

Pero cualquiera que sea el criterio con que se juzguen las
ideas emitidas por los pensadores del pasado sobre las funciones
del organismo, es forzoso reconocer que la importancia de la
respiración fué siempre proclamada.

En efecto, desde los primeros observadores data el conven-
cimiento, expresado en todas las lenguas, de que el aire es

indispensable para la vida del hombre. Sin embargo, los que estudiaron la acción de aquél agente sobre nuestro organismo, se limitaron á proclamar su importancia sin entrar en el análisis de la función, que para el intercambio gaseoso, habia encomendado la naturaleza á los seres vivos.

Proviene esto quizás de lo escaso é incompleto que era el caudal de conocimientos sobre la materia organizada y el medio en que ella actúa, aún en las épocas gloriosas en que razas que habían llegado á un alto grado de cultura, impusieron por todas partes, el dominio de sus creencias.

Así vemos que la cosmogonia egipcia considerada por algunos como la que en la remota antigüedad, tenía envuelta en sus enigmáticas concepciones las primeras ideas del hombre, al esplicar los fenómenos vitales no vá más allá del caos como organización ni del *soplo sutil* que estaba contenido en él, aludiendo probablemente al aire que actuaba principalmente sobre la materia en vía de adquirir forma.

Las mismas ideas encontramos expresadas en la cosmogonia fenicia, la cual habla tambien del *soplo ó espíritu* que flotando sobre el caos formó, en unión de este, el *limo* que contiene en sí todas las cosas.

El aire, es decir, lo sutil, lo incorpóreo, confundido largo tiempo en la literatura de los primeros pueblos con lo inmaterial, lo intangible, fué lo que la razón del hombre separó primero, en la infancia de la ciencia, del resto del universo, ó expresándolo con la palabra más apropiada, del *caos*.

Para los antiguos estaba, pues, animada la materia por el *soplo ó aire*, que provenia directamente de Dios. Así lo expresa poéticamente la raza hebrea en su admirable Génesis.

Esto nos esplica la importancia que se dió al aire por los filósofos de todas las escuelas. Los sábios indios lo consideraban como uno de los elementos primordiales que constituian los cuerpos, siendo para algunos nueve, para otros cinco. (El budismo reconoce tan solo cuatro : el agua, la tierra, el fuego y el aire). Suscruta, célebre médico de la India, lo presenta como uno de los tres componentes del ser humano, á mas de la *flema* y la *bilis*.

La Grecia no concibió nuevas ideas á este respecto ; así, la doctrina científica que reinó durante muchos años en el desenvolvimiento de su civilización, se limitaba á contar el fluido aéreo, como en el Indostán, entre los elementos de la naturaleza, cuyo número variaba en cada escuela filosófica. Sin embargo, tal era la importancia que se dió al aire por algunos pensadores y entre ellos Anaximeno de Mileto, que llegó á ser considerado como el principio único de la naturaleza. No sólo los cuerpos estaban constituidos por él, de él se originaban y á él volvían, sinó que hasta imperando en el universo entero, se convertia en divinidad. Todo cuanto abarcaba la vista estaba formado por su *condensación ó rarefacción* y no había ningún ser por elevado que fuera su rango, cuya existencia reconociera otro origen.

Por lo expuesto se vé que las teorias del espiritu, referentes al desarrollo y funcionamiento de los cuerpos, estaban envueltas en una sola idea : la de la uniformidad y simplicidad de los elementos de la naturaleza ; pero esta concepción grandiosa dejaba vislumbrar otra más atrevida aún : la de la unidad de la materia. Es que la síntesis de la ciencia antigua, al abarcar el vasto campo en que la creación actuaba sacrificó el análisis de las partes, á la idea vertiginosa del ilimitado conjunto.

La medicina no fué más fecunda que la filosofia al esplicar la importancia que el aire ó alguno de sus componentes podia tener sobre los fenómenos manifestados por la materia organizada ; asi vemos descollar generaciones enteras de médicos brillantes, ostentado con orgullo los gloriosos nombres de Hipocrátes, Galino y Celso, admitiendo á este respecto, como verdad, las quimeras de sus antecesores.

Pero más esteril fué aún la Edad Media, puesto que en toda ella el espíritu humano no concibió doctrina alguna distinta de las señaladas; y los hombres que se dedicaban á las ciencias naturales, se limitaron tan sólo á repetir la teoría de Empedocles, quien consideraba el aire como uno de los cuatro clásicos elementos con cuyo concurso se formaban todos los cuerpos. Esta creencia reinó de un modo absoluto hasta el siglo XVIII.

La gloria del descubrimiento de los componentes del aire y del papel que estos desempeñan en los fenómenos respiratorios pertenece por completo á la época actual.

El jesuita Acosta duda en 1590 que la atmósfera sea un cuerpo simple idéntico en todos los puntos del globo, porque segun él, en ciertas montañas de América « el aire es tan *sutil y delicado* » que no puede servir para la respiración humana, la cual lo requiere en otras condiciones.

2

Paracelso y Juan Rey comprueban el aumento de peso que adquieren los metales calcinados al descubierto, y pretenden demostrar que es debido á que se une á sus moléculas el fluido atmosférico.

Un siglo más tarde, siguiendo procedimiento inverso, el físico inglés Hales sostiene que un gran número de sustancias sometidas á la destilación, dejan escapar un *aire* idéntico al atmosférico. Black demuestra en seguida que sólo era lo que se llamó despues *gas silvestre* por Van Helmont. Este sabio estudia una de las propiedades del aire, la *compresibilidad*, y crea la palabra gas para designar los fluidos aeriformes de que se hablaba en su época.

Por último llegamos á Rudherfort, quien descubre el ázoe y á Priestley y Sheele quienes dan á conocer el oxígeno separadamente; es decir, los dos principales componentes del aire atmosférico.

Pero estaba reservada la gloria de revelar al mundo científico la composición verdadera y la importancia de este fluido en los fenómenos de la vida, á un gran pensador del siglo pasado, al insigne Lavoisier, creador de la química moderna.

El genio de este hombre demostró, sorprendiendo á los sabios de su época, no sólo que el aire no era un elemento, un *cuerpo simple* y que estaba constituido principalmente por una mezcla de oxígeno y ázoe, cuyas propiedades eran opuestas, sinó también la cantidad proporcional en que estos gases se mezclaban y la manera de comportarse cada uno para el sostenimiento de los fenómenos vitales. La ciencia moderna aprovechándose de este descubrimiento inmortal, ha seguido con interés el camino trazado por Lavoisier y Sheele. El aire atmosférico ha sido estudiado en su composición, en sus propiedades y en su relación de existencia con los demás cuerpos conocidos. Merced á este estudio fecundo, uno de sus componentes, el oxígeno ha sido considerado como el gas vital por excelencia, aquel cuya acción es tan poderosa y necesaria que á su existencia se halla vinculada la vida de todos los seres.

Es pues, el oxígeno la materia vivificante activa, cargada de fuerza ó de energia, por decirlo asi, la parte del aire que obra sobre la materia organizada para el cumplimiento de los fenómenos nutritivos, y por lo tanto, el agente principal de la respiración.

No debe sorprendernos que asi como fué desconocida por la antigüedad la composición del fluido atmosférico no pudieran ser tampoco bien interpretados los actos íntimos de la función respiratoria.

En efecto, ¿cómo podrían darse cuenta de la respiración ni menos esplicarla los que ignoraban la existencia del oxígeno y de sus importantísimas propiedades, al mismo tiempo que los principios fundamentales de la organización?

Todo cuanto nos dicen sobre este último punto los *enciclopedistas* de otras edades, está envuelto en las nebulosas ideas que primaban en las doctrinas de cada escuela de filosofía; y la medicina, como las otras ciencias que se alimentaban de la misma fuente, no pudo nunca emanciparse de esta tutela tiránica que por tanto tiempo ejercieron el raciocinio, la imaginación y la hipótesis sobre la observación serena de los hechos.

Pero el estudio del conjunto fué poco á poco auxiliado por el análisis de las partes, y á medida que el botánico descubría en el tallo, la raiz y las hojas de las plantas un elemento fundamental de la vida : la célula, el anatomista encontraba lo mismo en todos los órganos constitutivos del cuerpo animal.

El lazo de unión estaba, pues, establecido y sólo faltaba saber si el funcionamiento de las células vegetales era idéntico al de la célula animal, sin olvidar naturalmente en el estudio comparativo, la proporción y naturaleza de sus componentes químicos y el trabajo que la llamada fuerza vital ha designado á dichos elementos fundamentales, en cada uno de los reinos de la naturaleza.

Mientras la ciencia se decide en cuestión de tanto interés, los polemistas de otros tiempos se convierten en pacientes escudriñadores que confian al campo del microscopio la revelación de lo que, por pequeño y oscuro, escapa á la simple observación de los sentidos.

Los micrógrafos se han encargado, por tanto, de ser los intérpretes de fenómenos, si desconocidos anteriormente, reales en definitiva.

Merced á este estudio, tan minucioso como fecundo, sabemos que el cuerpo del hombre es un conjunto de células, es decir, de pequeños organismos de vida independientes entre sí, reunidos por una sustancia de sostén cuyo funcionamiento está asegurado, mediante la irrigación, por toda la economía, de un líquido ó medio interior, la sangre, que lleva en su corriente el material nutritivo para cada uno de los elementos anatómicos y desembaraza tambien á estos, de cuanto es innecesario ó perjudicial para su existencia.

Conocemos, pues, ya, el agente vivificante, el oxígeno y la sustancia organizada, la célula y solo nos falta saber de qué modo se comportan estos cuerpos en presencia uno de otro, puesto que aunque los seres superiores de estructura complicada tienen órganos encargados de los actos funcionales, en definitiva, las funciones del conjunto tan sólo están destinadas á facilitar la de los elementos que constituyen el organismo.

Mientras la vida no fué entrevista sinó como un don divino y sus manifestaciones como actos dependientes de una voluntad caprichosa é impenetrable, las funciones en general y particularmente la respiración, no podian ser interpretadas.

Esta es la causa por qué las ideas mas absurdas prevalecieron, aún en las escuelas científicas en que brilló el génio del hombre con mayor esplendor.

No debemos, entonces, asombrarnos que Aristóteles considerase los fenómenos respiratorios como destinados únicamente á *enfriar la sangre*, para lo cual el aire pasaba de los pulmones al corazón; ni que afirmase que los insectos no respiran; ni que explicase tampoco la muerte de los animales introducidos en cajas herméticamente cerradas, por la calefacción del aire confinado alli. En una palabra, que para él fuese la asfixia producida tan sólo por el calor. Tampoco debe extrañarnos que estas ideas fueran sostenidas por los árabes, quienes ejercieron influencia decisiva sobre el mundo, en la edad media, por su civilización oriental.

En efecto, es preciso llegar á Van Helmont (1600), para ver aparecer la época de los grandes descubrimientos en este campo vastísimo de la fisiología. Este físico notable descubre el gas que se desprende en la combustión del carbón al que dá el nombre de *silvestre* (llamado más tarde anhidrido carbónico) y demuestra que es impropio para la vida de los animales, puesto que ellos perecen en una atmósfera formada exclusivamente por aquel compuesto químico.

Roberto Boyle aprovecha la máquina neumática que Otto de Guericke acababa de presentar al mundo sábio, para demostrar contra las ideas de Aristóteles, que los insectos tienen necesidad de respirar para vivir, y además que el aire, para que se verifique el acto fisiológico, debe ser constantemente renovado.

Juan Bernoulli (1690) demuestra lo mismo para los peces, y desde este momento queda consignado para el porvenir, que la respiración es una función común á todos los animales, y que por otra parte, no puede estribar su acción puramente en el enfriamiento de la sangre por la presencia de un cuerpo gaseoso, porque entonces el *gas silvestre* de Van Helmont debería servir para el sostenimiento de la vida animal, á lo cual se oponían resueltamente los resultados de la observación. Tampoco podía sostenerse ya con Aristóteles que el calentamiento del aire es el que produce la muerte en una atmósfera confinada, porque los experimentos enseñaban que aquella se producía sin que la temperatura interviniera en el fenómeno, como factor de importancia.

Nuevo campo de acción tenía, pues, la fisiología con estos descubrimientos fecundos, y en él se encontró más tarde la explicación de lo que á cada uno de los elementos enunciados, oxígeno, ázoe, anhidrido carbónico y materia organizada corresponndia, para el cumplimiento de la función respiratoria.

A Mayow (1674) corresponde el honor de haber sido el primero que entrevió, aunque de una manera no del todo satisfactoria, las alteraciones que sufre el aire en el acto de la respiración.

Para este sabio, la atmósfera contenía un principio, *el espíritu nitro-aéreo ó igno-aéreo* que penetraba por el pulmón para transformar la sangre de negra en roja. Según esta opinión, el aire expirado había perdido, ó mas bien dicho carecía de su principio activo, y por consiguiente no podía servir para sostener la vida, hasta que no lo recuperase. No deja de sorprender que el talento de este hombre se adelante á su tiempo, cuando sostiene que el feto *respira* por intermedio de la placenta, por cuya razón llama á aquel órgano sin vacilación alguna, *pulmo-uterinus*. Por desgracia, Mayow esplicó todo esto sin demostrarlo y los espíritus de su época no comprendieron ni estimaron con la seriedad é importancia que requerian, ideas de tanto valor científico.

Black, en 1757, proclama, como sabemos, la identidad entre el *aire* de Hales ó *gas silvestre* de Van Helmont y uno de los productos contenidos en el aire espirado; y Bergman, poco más tarde, encuentra este mismo cuerpo en la atmósfera, en cantidad variable.

En 1770 la física trata de resolver una de las cuestiones más importantes que preocupaban á los pensadores de la época. Los trabajos de Black habían puesto en evidencia este hecho : que el aire se viciaba por la respición. Si la atmósfera no se purificase llegaría un momento en que ya no podría servir para el sostenimiento de aquella función importantísima, razón por la que forzosamente perecerían los animales. Ahora bien, de ningún modo podría aceptarse tal hipótesis desde que en el transcurso de los siglos había encontrado el reino animal, en el medio exterior, un manantial respiratorio inagotable.

¿ Cómo, pues, se esplicaba tan singular fenómeno ? Forzosamente había que admitir, que por un proceso desconocido, el aire se *purificaba* al mismo tiempo que era viciado.

¿ Pero, cuál era la causa de esta transformación constante y cómo se producía ? El conde de Saluces (1770) emitió una opinión que se apoderó bien pronto de la credulidad de sus contemporaneos : la de que la purificación de la atmósfera, era proveniente de la acción que ejercían obre ella los *frios* del invierno Él apoyaba esta creencia en experimentos á su juicio definitivos, que consistían en enfriar el aire anteriormente viciado por la combustión de la llama, y destinarlo despues á la respiración de los animales. Según Saluces, esta función se verificaba sin inconveniente alguno. Pero Priestley emprende las mismas investigaciones, repite los experimentos de aquel físico y llega á resultados en absoluta contraposición á los que se habían admitido.

Luego, pues, habia que buscar en otra fuente la solución del problema planteado. Esto fué lo que impulsó á Priestley á emprender serias investigaciones al respecto, y observando con toda atención el fenómeno que se producía introduciendo diversas plantas en atmósferas viciadas anteriormente por los animales, pudo cerciorarse que aquel aire mortal para estos últimos, era por el contrario favorable para la vida de los vegetales. Por otra parte, si pasado cierto tiempo, se sustituía en la campana que servía para el experimento el vegetal por un animal, éste, en vez de perecer allí, seguía viviendo como en la atmósfera más respirable ; tan singular descubrimiento indicaba evidentemente que los vegetales quitaban al aire el cuerpo ó sustancia nociva para los animales, es decir, el ácido carbónico, devolviéndole en cambio el oxígeno que necesitaban. En una palabra : que el reino animal alteraba la composición normal del aire atmosférico y el vegetal lo volvía á sus condiciones de pureza. La gran ley que regula el intercambio gaseoso entre los seres orgánicos de distinto reino, podía ser, en consecuencia, formulada, pero la respiración no tenía aún esplicación satisfactoria.

Aunque Priestley había descubierto el oxígeno y dado á conocer el ázoe (estudiado al mismo tiempo por Ruderfort) no concibió sin embargo la importancia de estos cuerpos. Para aquel eminente químico el acto respiratorio era tan sólo un *proceso flogístico*. Esta doctrina aunque errónea, hacía dar á la ciencia un gran paso hácia la verdad, porque ya en adelante no sería considerada la respiración, según pretendia Haller, únicamente como un acto mecánico destinado á ayudar la circulación de la sangre.

Para Priestley, lo que tenía lugar, era un verdadero proceso químico, si bien lo explicaba inspirándose en la doctrina de Stahl, aceptada en su tiempo sin oposición alguna. Ese grande hombre sostenía que los cuerpos que se queman ó calcinan pierden su principio inflamable : *el flogístico*. Fundado en tales ideas que se adaptaban á la esplicación de los fenómenos químicos, admitía Priestley, que la respiración tenía por objeto *flogisticar* el aire ; es decir, que el organismo animal, por el calor interno, desprendía el *flogístico*, de la misma manera que los cuerpos en combustión ó los metales calcinados. Asi, pues, el oxígeno tan sólo penetraba en los pulmones para descargar al animal del principio inflamable que contenia. Esta hipótesis que se armonizaba tan bien con la teoría científica del célebre químico aleman citado, no satisfizo, sin embargo, á uno de los contemporáneos de Priestley, al gran Lavoisier, quien inspirado en su propio criterio, y tomando por único guía la observación fiel de los hechos, sin pretender someterlos á la doctrina reinante, sacudió la tutela tiránica que sus antecesores habían impuesto al cultivo de las ciencias naturales, y abrió nuevos y gloriosos horizontes á las investigaciones del porvenir. Sus grandes descubrimientos así lo han demostrado.

El año 1776 en que espuso sus teorías sobre la respiración, señala en los anales científicos una transformación radical en el dominio de la fisiologia, y puede decirse que en ella estaban contenidos en gérmen los progresos de que actualmente nos vanagloriamos con justo título.

A la voz inspirada de Lavoisier, la vieja hipótesis de los cua
ro elementos, cae para no volver á levantarse más. Su génio
persigue sin descanso la verdad, impugnando los errores acep-
tados como artículos de fé ; analiza el aire, lo estudia en su composición y propiedades, sigue al oxígeno en su perenne y benéfica
acción sobre la materia organizada, descubre el lazo que establece la unión entre las combustiones del organismo animal y
las del laboratorio químico, y desvanece el misterio de la respiración con la luz que despide su doctrina científica, fundada en
la observación y el raciocinio.

A la acción deflogisticadora atribuida por Priestley al oxígeno del aire, reemplaza bien pronto Lavoisier la combinación
de este elemento con las sustancias de la sangre para producir
una verdadera combustión. Sostiene en seguida que el aire expirado, en vez de contener el flogístico como suponía el químico
inglés, sale por el contrario cargado, de los pulmones, de un
fluido particular fijo, el ácido *cretoso, carbonoso* ó anhidrido
carbónico.

El estudio de estos fenómenos es llevado más lejos todavia, y
el sabio francés fundándose en investigaciones decisivas, con-
cluye aseverando que el *ácido cretoso*, resultado de la combinación del oxígeno con la parte carbonosa de nuestros tejidos, es
impropio para la respiración animal. Quedaba asi consignado
por la evidencia de los hechos que en los cuerpos vivos los fenómenos respiratorios verificaban una verdadera combustión com-
parable en todo sentido con la del carbón y el hidrógeno al com-
binarse con el oxígeno. El resultado en ambos procesos químicos
seria siempre la producción de ácido carbónico y vapor de agua.
¿ Pero en qué parte del cuerpo se verificaba esta *combustión
orgánica* de cuya existencia no podia ya dudarse ? ¿ Era en el
pulmón ? ¿ Era en la masa de nuestros tejidos ? Ambas opiniones
fueron sostenidas alternativamente por el ilustre sabio, hasta
que al fin, despues de haberse unido á Laplace para la prosé-
cución de sus trabajos, adoptó resueltamente la primera. A su
modo de ver, el pulmón era el sitio de una combustión lenta
entre los materiales de la sangre que contenian carbono é hidrógeno, con el oxígeno que suministraba el aire. Este agente era
por tanto llevado en cada inspiración á los alveolos pulmonares,
para alimentar el fuego animal, cuyo foco estaba constituido por
aquellos órganos, y producir constantemente agua y anhidrido

carbónico, compuestos que eran desalojados á medida que se producian, mediante los esfuerzos de la respiración.

A pesar del brillo con que Lavoisier sostuvo esta teoría de la combustión pulmonar no tuvo la aceptación de los químicos contemporáneos y menos aún la de los grandes fisiologistas de la época actual. Así, las ideas vertidas por el insigne investigador fueron recogidas, estudiadas, analizadas por sus sucesores con todo empeño y escrupulosidad. Particularmente la opinión emitida en unión de Laplace fué objeto de vivas discusiones no solo en Inglaterra, Alemania é Italia, sinó en la Francia misma. Por todas partes se levantaban adversarios contra una doctrina tan absoluta que hacía vincular la combustión orgánica, objeto final de la respiración, tan sólo al tejido de los pulmones, á despecho de las demás partes de la economía.

Los naturalistas fueron los primeros que vinieron con el contingente de sus conocimientos y observaciones declarando que no todos los animales poseían pulmones sin que por eso dejaran de respirar.

Exponían también al mundo científico que á medida que se descendía en la escala zoológica, del hombre á los infusorios, demostraba la naturaleza mayor simplicidad en los órganos y sus funciones. Aún más, que si se abarcaba el reino animal en su conjunto, á pesar de la variedad de conformación, que á primera vista parecía separar unos individuos de otros, se notaban entre ellos semejanzas fundamentales. Deduciáse de esto que la naturaleza parecía haber adoptado, un plan vasto pero uniforme, no sólo en la formación de los numerosos grupos zoológicos, sinó también en las partes de que se hallaba formado cada tipo, y en las manifestaciones con que se les había dotado para el sostenimiento de la vida. En una palabra, que aunque el cuerpo del hombre era el más complicado de la escala animal, obedeciendo este perfeccionamiento á una tendencia de las leyes naturales para establecer la localización de las funciones y la división del trabajo fisiológico, si se analizaban los seres, desde el más perfecto, hasta el más sencillo, se encontraba imperando en todos ellos, la misma fuerza para su desarrollo y nutrición, independientemente de la forma á que hubieran llegado, por los progresos biológicos, los órganos de cada uno. Quería esto decir que los actos de la nutrición eran generales, pertenecían á todos los seres y no estaban forzosamente vinculados á ciertas partes formadas de tal ó cual

tejido, desempeñando sus funciones con mayor ó menor perfec-
ción. Es decir, para espresarlo con mayor claridad todavia, que la existencia de distintos aparatos en un mismo animal responde á un cierto grado de perfeccionamiento, mayor
cuanto más grande es el número de los órganos, pero que éstos
sólo han sido formados para que las funciones puedan ser más
aisladas é independientes unas de otras y para que puedan al-
canzar más refinamiento y delicadeza. Asi, á medida que se des-
ciende á los grupos zoológicos de organización sencilla, las manifestaciones de la vida son cada vez más groseras, los aparatos
más toscos, la gerarquia del animal inferior. Y si se llega à la
fusión de todos los órganos en un sólo, como se verifica en los
amibos que solamente tienen por cuerpo una célula, se encuentran también en ellos todas las funciones vinculadas á un grosero
intercambio entre los materiales de su protoplasma y los del
medio que les rodea, única manifestación de su oscura vida.

No se debe, por consiguiente, confundir lo que es producto del
perfeccionamiento y de la división progresiva, con lo que es
fundamental y obligatorio para todos los órganos en general. La
respiración se encuentra en este caso. En efecto, esta función es
universal, pertenece á todos los seres sin excepción alguna, y
sin embargo, el intercambio gaseoso entre el conjunto material
de cada uno y el aire ambiente se verifica por aparatos ú órganos
de distinta composición y naturaleza. Sirvan de ejemplo para no
citar sinó aquellos que más resaltan por su aparente desemejanza,
los pulmones de los mamiferos, aves y reptiles, las branquias de
los peces, los canales aeríferos de los insectos y la superficie
absorbente de los animales unicelulares. Lo expresado demuestra
que la respiración, considerada en general, no podía tener tan
sólo por teatro el pulmón, puesto que se verificaba igualmente
en órganos de otra naturaleza.

Fuera de esto, observadores muy hábiles y sagaces, pusieron
en evidencia que en el hombre mismo la sangre absorbía oxígeno
y exhalaba ácido carbónico por la superficie tegumentaria
haciendo desterrar así la idea de que la vía pulmonar fuera la
única destinada al intercambio gaseoso y menos el foco de la
combustión animal según pretendía la doctrina reinante.

Pruebas de otra naturaleza se presentaron tambien en apoyo
de esto mismo, rabatiendo más y más lo sostenido por Lavoisier
al respecto. Spallanzani y Edwards demostraron con experimen-

tos, bien sencillos por cierto, que animales de *sangre fria* sometidos á la acción de una atmósfera de hidrógeno ó ázoe y privados, por tanto, de oxígeno, seguían eliminando anhidrido carbónico por los pulmones, de ignal suerte que si respirasen en el aire atmosférico, lo cual indicaba evidentemente que aquel gas no era engendrado en la superficie pulmonar ni esta podia ser el sitio en que se combinasen el oxígeno con el carbono.

El célebre Claudio Bernard cuyo génio de investigación constituye la gloria de sus contemporáneos, dió otra demostración igualmente convincente, al revelar que la temperatura de la sangre al salir de los pulmones, no es superior á la de la que llega á esta víscera en cada revolución circulatoria, lo que tendria forzosamente que suceder si alli estuviera el horno ó retorta orgánica donde el fenómeno de la combustión se produjese, puesto que iria acompañado de desprendimiento de calor.

De este modo, la experiencia venía á consagrar la exactitud de la teoria, que inspirada puramente en un razonamiento téorico, habia lanzado mucho antes un matemático de reputación europea, el sabio Lagrange.

Este hombre de grandes vistas cientifica, llevado tan sólo por la lógica del pensamiento, emitió la hipótesis de que los compuestos gaseosos espelidos por los pulmones, debían engendrarse en el interior del organismo, por todas aquellas partes en que lleva la sangre su material nutritivo.

Tenemos ya, por consiguiente, todos los datos para que nos podamos dar cuenta de lo que es la respiración como fenómeno general biológico. En efecto, con las revelaciones de los naturalistas y fisiólogos estamos autorizados para asentar sobre base segura lo siguiente :

1.º Que en los animales, de cualquier grupo zoológico á que pertenezcan, é independientemente de los órganos que posean, se verifica durante toda la vida, un intercambio gaseoso, mediante el cual el oxígeno del *medio externo* penetra en la masa de su cuerpo ; y el ácido carbónico y el vapor de agua formados por la *combustión interna*, se exhalan de él ;

2.º Que los animales superiores, de organización complicada, están dotados de un aparato especial, el pulmón, que facilita esta absorción y eliminación de gases, acto funcional que lleva el nombre de *respiración externa* ó simplemente respiración ;

3.º Quo en los mismos seres el ácido carbónico no es exhalado al exterior directamente por el conjunto celular, centro de la combustión orgánica, ni el oxígeno que penetra es absorbido inmediatamente por la masa de los tejidos, sinó que hay un acto preparatorio para esta circulación de los gases que la naturaleza ha encomendado al líquido nutritivo de la economía, sangre ó *medio interior* ;

4° Que cada célula del organismo se apodera del gas vital arrastrado por los glóbulos rojos de la corriente sanguínea y entrega en cambio el anhídrido carbónico, producto de su funcionamiento nutritivo, fenómeno al que se denomina respiración interna.

A pesar de todo lo espuesto no puede terminar aqui el análisis de esta función importantísima. Efectivamente, la respiración ha sido también encarada bajo otro punto de vista.

En el campo mismo de la fisiología, la física y la química han querido deslindar lo que á cada una pertenece en los fenómenos respiratorios. Y al estudio en conjunto de estas ciencias, responde el conocimiento que tenemos actualmente de la función. Como se sabe, la fuerza vital, aunque hipotética, primaba sin embargo en las opiniones de los sábios para la esplicación plausible de los fenómenos de nutrición.

Según esta creencia, un acto vital, provocado por una fuerza desconocida, obligaba al oxígeno á penetrar en la sangre por la superficie pulmonar y á eliminar por ella los productos de la combustión orgánica.

Sin la accion de este poder extraño é independiente de las fuerzas físico-químicas, la respiración no podia ser concebida ni esplicada. Pero la experimentación, en contraposición á este absurdo, demostró de una manera palpable que fuera del organismo podía verificarse idéntico fenómeno que en los alveolos pulmonares ; y que si la sangre venosa era extravasada en una vejiga cualquiera y se la sometía á la accion de una atmósfera oxigenada, se convertía de negra en roja, mediante un procedimiento que en su esencia, era exactamente igual al que empleaba la naturaleza en las vías respiratorias.

Luego, pues, los actos fisiológicos, lejos de burlar ó sobreponerse á las leyes que rigen en el mundo inorgánico, están igualmente sometidos á ellas como los cuerpos inanimados. Si esto es asi, una nueva via se abre á la experimentación científica, porque las verdades apuntadas, inducen al espíritu á emprender otras investigaciones con el objeto de realizar artificialmente el mismo fenómeno que normalmente se produce en la vasta superficie alveolar.

Desde luego que la teoría viene en apoyo de esta atrevida concepción, porque en último resultado, según lo espuesto, ¿ qué es la respiración en el hombre y los mamíferos sinó un intercambio gaseoso entre el oxígeno y el ácido carbónico á través de los capilares sanguíneos ?

Ahora bien, para que esta función se verifique con toda regularidad ¿ qué impone la naturaleza como indispensable ? Ciertos elementos materiales como el aire, la sangre, la membrana capilar y las células ; y ciertos agentes físico-químicos, elementos dinámicos, por decirlo así, como la presión, la ósmosis y la afinidad.

Un estudio sintético, aunque ligero, de esto cuerpos y agentes nos dará claramente la interpretación exacta del fenómeno que se desea explicar :

1° Con respecto al aire deben ser considerados los gases que representan un papel activo en la respiración como :

a) El oxígeno, agente ó principio que penetra en el organismo para alimentar y sostener en los tejidos las manifestaciones palpitantes de la vida ;

b) El ácido carbónico, producto de la combustión celular que sale al exterior para fijarse, dada la circulatión perenne de la atmósfera, en las células vegetales dotadas de clorofila.

Deben tambien enumerarse los que desempeñan un papel pasivo, contribuyendo indirectamente á que la funció se haga más completa como :

a) El ázoe, cuerpo que se considera enteramente inerte por algunos, mientras que otros le atribuyen un papel importante : el de conservar la potencia del oxigeno, al mezclarse con este gas, para que al separarse pueda aquel disponer de todo su vigor, cual si estuviese en estado naciente ;

b) El vapor de agua, cuya eliminación favorece la pérdida de calor escesivo, á fin de mantener el cuerpo constantemente á la misma temperatura.

2° Con respecto á la sangre. ésta puede ser considerada como compuesta de tres clases de sustancias ; una de absorción ó nutrición como el oxígeno, la albúmina y el cloruro de sodio ; otra de eliminación como la úrea y el ácido carbónico ; y otra en fin, de

circulación destinada exclusivamente al transporte de las primeras ó las segundas como el glóbulo rojo para llevar el gas vital
á todos los tejidos, y los carbonatos alcalinos para apoderarse del
ácido carbónico exhalado por aquellos y eliminarlo á su vez del
organismo por la vasta superficie respiratoria.

3° Con relación á la pared ó membrana capilar, ésta puede ser
considerada como una superficie de absorción y eliminación. La
tenuidad de su estructura, la humedad que la lubrifica y el contacto interno con la sangre, líquido que circula, que solicita con
avidez ciertos materiales, rechazando otros de si, y su distribu-
ción por entre todos los tejidos de mayor vitalidad, sitios de combustiones intensas, facilitan sobremanera la función que le está
indicada, cual es mantener constantemente el equilibrio de fuerza
y materia entre la masa celular y el *medio exterior*. La permea-
bilidad de los capilares á los líquidos y gases hace que éstos puedan ser denominados *dializadores vivos*; así, los fenómenos de
imbibicion, capilaridad, difusión y ósmosis tienen en sus paredes
un teatro de acción más variado y completo que en ningún aparato físico por ingenioso que sea.

4° Con referencia á la célula, la energia que ésta despliega en
su funcionamiento, para atraer á su seno el oxígeno, elemento
indispensable para su trabajo fisiológico, y por otra parte, los débiles lazos que establece la afinidad entre el gas indicado y la
hemoglobina, se ayudan mútuamente para que el desalojo del gas
vital se verifique en favor del protoplasma celular.

5° Finalmente, respecto á los agentes dinámicos, puede decirse :

a) Que las diferencias de présión entre los gases engendrados
en la masa de los elementos y los que contiene la sangre, y la
que existe entre estos últimos y los del aire atmosférico, facilitan
igualmente el cambio de una á otra parte á través de los capilares ;

b) En cuanto á la ósmosis esta hace verificar la difusión de
los gases á través de una membrana tanto más facilmente cuanto
más porosa y húmeda es aquella, circunstancias que se encuentran reunidas en alto grado en la membrana capilar. Además, el
poder endosmósico que se pretende posea el ázoe, atrayendo
hácia si poderosamente al ácido carbónico, contribuiria también
eficazmenté á descargar á la sangre del gas que no debe acumu-
larse en ella ;

c) Con respecto á la afinidad, ésta obra también de un modo enérgico para que se verifique la respiración. La avidez que el glóbulo rojo manifiesta por el oxígeno, mantiene una corriente perenne de este gas desde el aire exterior al líquido sanguíneo, pues de otro modo el plasma quedaria bien pronto saturado del gas vital y por consiguiente la absorción seria nula. Por otra parte, la facilidad con que los carbonatos se combinan con el anhidrido carbónico disuelto en gran cantidad en el suero sanguíneo, hace que su transporte hácia el pulmón se efectúe con más rapidez y abundancia por la reduccón considerable de su volúmen.

Expuestos ya los elementos que contribuyen á la respiración, y el papel que cada uno desempeña en ese acto complejo, fácil será esplicarlo sintéticamente, refiriéndonos siempre á los animales de sangre caliente, dotados, como se sabe, de pulmones:

En la cavidad alveolar de éstos, sitio en que el líquido sanguíneo se extiende por una vasta red de capilares, hay siempre una capa de aire en contacto con la ténue pared, à través de la que se verifica el intercambio gaseoso.

La sangre que circula por los estrechos canales descritos, al pasar por el pulmón va cargada de ácido carbónico que se pone en libertad bajo una presión mayor que la que relativamente existe en el aire aprisionado en las celdillas alveolares. Va asimismo empobrecida de oxigeno y ávida de adquirirlo por la afinidad que los glóbulos rojos tienen por él.

Establécese entónces una relación entre el gas externo y el líquido interno á través de los capilares, solicitando el primero el anhidrido carbónico, producto del trabajo animal, para transportarlo al organismo de los vegetales, y el segundo, el oxígeno, el gas vital por excelencia, para transportarlo al campo de acción de cada célula viva. Hasta aqui solo han intervenido los fenómenos físicos, pero la afinidad, entra ahora en juego; la hemoglobina se apodera bien pronto del oxígeno que acaba de penetrar en sus dominios, se une aunque débilmente con él, lo arrastra en su carrera, y solo lo abandona cuando otro elemento lo solicita con mayor energia.

El torrente sanguineo se ha descargado, por tanto, del cuerpo gaseoso que le era inútil y ha obtenido en cambio el agente indispensable para la vida de los tejidos. En el interior de éstos verificase un fenómeno semejante al descrito. La sangre pasa por ellos á través de sus ténues canales, cargada de oxígeno; las células, por el contrario, sometidas á un trabajo activo y constante, han consumido los elementos de su combustión que habian sacado anteriormente del *medio interno*. Solicitan con avidez aquellos materiales y entre ellos principalmente el oxígeno, elemento á quien está vinculada la persistencia de su acción, de sus manifestaciones de cuerpo vivo ; rompen los débiles lazos que unen aquel gas á la hemoglobina, se apoderan de él, entregando en cambio al plasma sanguíneo el ácido carbónico, producto de su trabajo químico; despues, los carbonatos alcalinos, terminan la tarea, atrayendo hácia sí este cuerpo para llevarlo á la superficie pulmonar, sitio en que debe salir definitivamente al exterior. ¿ A qué se reducen, pues, los fenómenos descritos ? A un simple intercambio gaseoso, permanente, entre el aire atmosférico y la sangre ; entre ésta y los tejidos.

Luego, entonces, en cualquier punto del organismo en que los elementos que intervienen en la respiración se encontraren en circunstancias semejantes á las de los pulmones, se podria verificar esa función como en aquella importante víscera.

Es esto, también, lo que demuestra claramente la observación cuando se busca la interpretación de estos hechos en la fisiologia comparada. Para no repetir lo que llevo dicho en la enumeración de los distintos órganos por los que el acto respiratorio tiene lugar en los diversos seres, me limitaré tan sólo á indicar someramente los experimentos de Regnault y Reiset sobre animales de sangre fria, en los que, despues de la extirpación de los pulmones, la respiración cutánea suplia perfectamente la pulmonar. Por el contrario, animales de sangre caliente ó de temperatura constante, y en los cuales las combustiones tienen el mayor grado de actividad que se conoce, no bastándoles el aire encerrado en sus pulmones para las necesidades de su oxigenación enérgica, se encuentran provistos de bolsas llenas de aquel fluido, para suministrar continuamente el agente vital á la sangre *directamente* á través de sus paredes, y la de los capilares sanguíneos que serpentean por ella, é indirectamente, renovando el aire que pierde la superficie pulmonar en el momento de la expiración.

Esto es lo que sucede en las aves, las que se encuentran dotadas del aparato descrito.

Si pasamos ahora al modo cómo se efectúa el cambio gaseoso entre la sangre del feto y la de la madre, á través de la placenta, sin *intervención*, ni directa ni indirecta de los pulmones, vemos qne la función se verifica alli de un modo tan perfecto, que justifica el nombre de *pulmo-uterino* que dió Mayow á aquel órgano, como en otro lugar dejo expresado.

Pero, ¿qué más? las células mismas de nuestro cuerpo, á pesar de la sencillez de su estructura, cumplen la función respiratoria á través de su superficie, como el conjunto de todas ellas, ó sea el organismo entero, por intermedio de los pulmones.

Luego, pues, si en ausencia de este aparato la naturaleza misma verifica el acto respiratorio, bastándole para ello emplear una sustancia ávida de oxigeno, una superficie oxigenante y una membrana intermediaria, podria entonces obtenerse artificialmente la réalización de este mismo fenómeno fuera de las celdillas aéreas. ¿ Pero hay en la economia alguna parte, algún tejido susceptible de recibir en su seno el gas vital, y en circunstancias tales que pueda ponerse en relación con la red capilar sanguínea, á través de la cual se verifique el intercambio gaseoso? Es decir, en una palabra, ¿habria algun tejido que sin trastorno grave para el organismo y bajo ciertas condiciones, obligadas por la experimentación, podria convertirse, hasta cierto punto, en *pulmón artificial?*

El estudio teórico de la respiración me inducia á contestar afirmativamente, considerando que el tejido celular hipodérmico puede ser fácilmente distendido por líquidos ó gases y que una vasta napa sanguínea corre por los tenues capilares de la piel.

Más la observación experimental, piedra de toque de todas las teorías fisiológicas, es la que debia resolver esta importantisima cuestión que me habia impuesto estudiar. A ella, pues, he sometido el árduo problema y sus resultados han venido á confirmar ante mis ojos las vistas teóricas que he expuesto en el trascurso de esta exposición, inspiradas en las manifestaciones generales de la materia viva y en las leyes que la rigen.

Réstame, tan sólo, indicar el plan que he seguido para la comprobación de la teoria por medio de los experimentos. Estos han sido encaminados á probar tres cosas :

1° Que la inyección de oxígeno bajo la piel no debía producir trastorno alguno perjudicial para la economía ;

2° Que el oxígeno inyectado hipodérmicamente debía ser absorbido por la sangre y los tejidos en inmediata relación con aquel gas, el que sería reemplazado en parte ó en totalidad por el ácido carbónico interior;

3° Que mediante un aparato adecuado aspirante é impelente, podria verificarse la renovación del enfisema artificialmente producido, es decir, del oxígeno inyectado, cumpliendo de este modo, un acto mecánico, hasta cierto punto semejante al de la inspiración y expiración pulmonar.

A continuación enumero los esperimentos practicados con el resultado obtenido.

1ra SÉRIE

Experimento I. — Por medio de un tubo de goma unido por una de sus extremidades á un gasómetro de oxígeno y provisto en la otra de un trócar-cánula introducido bajo la piel de un conejo, inyecté unos trescientos centímetros cúbicos del gas en el tejido hipodérmico. En el acto, por las roturas de las areolas del tejido celular, se formó un enfisema cuyo volúmen fué sensiblemente disminuyendo hasta unas seis horas más tarde en que habia quedado reducido á la octava parte, poco más ó menos. El animal, después de la picadura que se le hizo para introducirle la cánula no dió muestras de agitación. Sus funciones no revelaron tampoco trastorno alguno. En cuanto á la herida fué completamente obturada por medio del colodion elástico, una vez sacada la cánula. Pasado dos dias, el enfisema habia desa parecido por completo y la piel anteriormente distendida se encontraba unida íntimamente al tejido celular subcutáneo, de tal modo, que no quedaba señal de que hubiesen existido gases bajo ella. Después de esta paqueña operación el conejo siguió viviendo sin que mostrase, durante meses seguidos, la más leve alteración.

Experimento II. — Conejo de medio año ; 2 inyecciones hipodérmicas de oxígeno. Resultado igual al anterior.

Experimento III. — El mismo animal. 4 inyecciones á la vez con igual éxito.

Experimento IV. — Perro de dos meses. Enfisema provocado de idéntica manera que en los conejos. Se nota mayor rapidez en la absorción del oxígeno. El resultado final es el mismo.

Experimento V. — Perro de cuatro meses. Inyección de 60 cc. Igual éxito.

Experimento VI al XIV. — Inyecciones de cantidad variable

de oxígeno bajo la piel en conejos y perros. Ninguno tuvo en apariencia, el mas lijero malestar después de la operación.

Los experimentos, venían pues, á demostrar que las inyecciones hipodérmicas de oxígeno eran enteramente inócuas puesto que ni localmente se notaba señal de inflamación ó de lesión patológica de ninguna clase, ni el animal daba muestras en lo sucesivo, de sufrir trastorno alguno. En cuanto á la persistencia del enfisema por varias horas, sospeché que fuese debido á la eliminación en el tejido hipodérmico del ácido carbónico proveniente de los capilares, lo que quedó confirmado más tarde.

2ª SERIE

Experimento XV[1] — Con el objeto de comprobar si disminuyendo la cantidad de oxígeno que en un tiempo dado penetra en los pulmones de un animal, éste absorbería con mayor rapidez el mismo gas inyectado, bajo la piel, hice uso de un aparato especial en el que se encontrasen reunidas las condiciones adecuadas al fin propuesto. Su descripción es bien sencilla. Consta de una caja cuadrangular, herméticamente cerrada por todos sus costados, escepto por tres tubuladuras provistas de llaves, que communican : la primera, con una bomba aspirante y que sirve para sacar del aparato la cantidad de aire que se desee para anilizarse en el momento necesario ; la segunda, con un gasómetro que contiene el oxígeno que va á ser inyectado ; la tercera, en fin, con un recipiente lleno de ázoe. La tapa de la caja es trasparente con el objeto de poder observar al animal mientras dura el experimento y á ella se adaptan dos tubos de vidrio encorvados en forma de doble U, con una solución de potasa en su interior destinados á servir de manómetros que indiquen la diferencia entre la presión atmosférica y la del aire del aparato.

El órden que se siguió para el experimento fué el siguiente :

Abierta la caja se metió dentro un conejo sólidamente afianzado á una tabla *ad hoc*, á fin de conseguir su inmovilidad en cuanto fuera posible. Se le introdujo bajo la piel un trócar-cánula en comunicación con el depósito de oxígeno. Rodeose al animal de grandes esponjas empapadas en una solución fuerte de potasa, desti-

---

[1] Este experimento y los siguientes fueron hechos en el Laboratorio Químico de la Universidad de Buenos-Aires con la decidida ayuda y valioso concurso del ilustrado catedrático de Química Inorgánica y Mineralogia D. Atanasio Quiroga.

nadas á absorber el ácido carbónico exhalado en la expiración; despues se colocó la tapa de la caja en su sitio, cerrando todas las junturas con cera, precaución tomada, como se comprende, para que no hubiera en el interior del aparato comunicación alguna con la atmósfera. Analizose acto continuo el gas de la caja, análisis que reveló la proporción normal de los componentes del aire atmosférico. En seguida se hizo pasar una corriente de oxígeno en dirección al trócar-cánula mencionado. La piel comenzó á levantarse á medida que el gas penetraba en el tejido hipodérmico del conejo sometido á la experimentación, produciéndosele á los pocos minutos un enfisema artificial cuya forma globulada lo hacía distinguir perfectamente á través de la cubierta transparente de la caja. El nivel de los manómetros cambiaba á cada instante marcando al unísono el acto mecánico de la entrada y salida del aire en los pulmones del conejo, es decir, en la inspiración y expiración. El animal no tenia otra fuente de donde proveerse de oxígeno que la de la atmósfera confinada en que respiraba y el enfisema artificial que se le había producido. Por consiguiente, á medida que el gas vital se fuese consumiendo por la absorción pulmonar, la presión del aire de la caja tenía que disminuir forzosamente desde que el ácido carbónico exhalado era absorbido por la potasa cáustica. Esta diferencia de presión entre el aire ambiente y el del interior del aparato, fué en efecto, bien pronto, acusada por los manómetros. A fin de restituir el equilibrio, se abrió la llave que ponia en comunicación la caja con el gasómetro de ázoe, y este gas fué penetrando poco á poco hasta poner el nivel de los manómetros á la misma altura. Procediendo asi á cada instante quedaba siempre igual la presión dentro y fuera del aparato. El experimento duró dos horas, al cabo de las cuales, se sacaron 13 cc. del aire de la caja, para proceder á su análisis, el cual dió siguiente resultado :

Volúmen total : 18 cc.
Oxígeno : 1 cc.
Ázoe : 16.55 cc.
Ácido carbónico 05 milésimos.

Es decir que tan solo tenia un 5 por ciento de oxígeno.

Se procedió en seguida á analizar el gas del enfisema, del cual se extrajeron 6 c. c. por el tubo que se encontraba adaptado al trócar-cánula, ó sea por el tubo vector del oxígeno. Resultó lo siguiente :

Volúmen total, 6 cc.

$$O = 1 \text{ cc.}$$
$$Co^2 = 1 \text{ cc.}$$
$$Az = 4 \text{ cc.}$$

Lo que indicaba que á la par de la disminución de oxígeno en el aire confinado, la sangre del animal absorbia por la superficie de los pulmones el ázoe superabundante y lo eliminaba en el sitio en que se habia hecho la inyección gaseosa ; esto es, en el tejido hipodérmico. Este experimento revelaba igualmente que el ácido carbónico era también exhalado bajo la piel en aquella región donde se habia provocado el enfisema artificial.

Experimento XVI. — Conejo de tres meses. Inyección de oxígeno por el mismo procedimiento. Análisis despues de una hora del enfisema.

Volúmen total, 27.5 cc.

$$O = 18.5 \text{ cc.}$$
$$Co^2 = 2 \text{ cc.}$$
$$Az = 7 \text{ cc.}$$

Experimento XVII. — Conejo de cuatro meses. Inyección de oxígeno por el mismo procedimiento.

Volúmen total, 12 cc.

$$O = 9 \text{ cc.}$$
$$Co^2 = 1 \text{ cc.}$$
$$Az = 2 \text{ cc.}$$

Experimentos XVIII al XXIV. — Conejo de cuatro meses. Inyección de oxígeno por el mismo procedimiento.

Volúmen total, 24.5 cc. $Co^2 = 2.5$ cc.
— 26 cc. $Co^2 = 1.5$ cc.
— 23.5 cc. $Co^2 = 2$ cc.
— 24 cc. $Co^2 = 1.5$ cc.
— 31.5 cc. $Co^2 = 3.6$ cc.
— 50 cc. $Co^2 = 5.2$ cc.
— 59.5 cc. $Co^2 = 12.5$ cc.

Todos estos experimentos ponian en evidencia este hecho que el ácido carbónico era eliminado en la superficie del enfisema, como en las celdillas alveolares de los pulmones. En cuanto á la absorción del oxígeno habia sido ya revelada por los experimentos anteriores ; pero convenia determinar en qué proporciones se hacia este intercambio gaseoso, con relación al volumen de gas introducido bajo la piel, y para ello se prosiguió adelante en la investigacion comenzada.

Experimento XXV. — Conejo de 8 meses. Inyección de 101.3 de c. c. de oxígeno por el procedimiento indicado Extraido el gas del enfisema despues de una hora de haber sido aquel inyectado, tan solo pudo sacar la bomba aspirante 20.3 c. c. lo que indicaba que, por lo menos, se habian absorbido 81 c. c. de oxígeno. Se procede al análisis del gas residual y dá lo siguiente :

Volúmen total = 20.3 cc.

$$O = 13.4 \text{ cc.}$$
$$Co^2 = 3 \ 2 \text{ cc.}$$
$$Az = 3.7 \text{ cc.}$$

Es decir, que de 101.3 cc. de oxigeno inyectado habia penetrado en la sangre del conejo 87.7 cc. de este gas y aquella habia eliminado 3.2 cc. de Co^2 y 3.7 de Az.

La absorción del gas vital estaba, pues, plenamente demostrada, lo mismo que la exhalación del anhidrido carbónico. Sin embargo, los experimentos habian sido hechos hasta aqui en cajas cerradas y era necesario comprobar si el fenómeno se producia igualmente al aire libre.

Experimento XXVI. — Con tal objeto se ató un conejo en la mesa de vivisección (modelo Claudio Bernard), y se le inyectaron en el tejido hipodérmico 87 cc. de oxígeno. Se hizo más estensa la superficie de absorción practicando el masage suavemente sobre el enfisema producido, en direccion á las regiones inmediatas. 15 minutos despues se saca por la bomba de mercurio todo el gas que quedaba en el sitio de la inyeccion.

Se mide y analiza, obteniéndose lo siguiente :

Oxígeno inyectado. . . . 87 cc.
Gas recogido. . . . . . . 24 cc.
Diferencia. . . . . 63 cc.

Volúmen total = 24 cc.

$$O = 19.4 \text{ cc.}$$
$$Co^2 = 4.6 \text{ cc.}$$

De 87 cc. de oxígeno inyectado se habian absorbido 67.6 y en cambio los capilares sanguíneos dejaban extravasar 4.6 cc. de Co^2.

Experimento XXVII, perro de gran talla. — Se le inyectan 185 cc. del gas indicado.

El análisis da lo siguiente :

Oxígeno introducido bajo la piel. 185 cc.
Gas extraido al cuarto de hora. . . 28 cc.
Diferencia . . . . 157 cc.

Volúmen total = 28 cc.

$$O = 22.8 \text{ cc.}$$
$$Co^2 = 5.2 \text{ cc.}$$

Luego, pues, el oxigeno absorbido ha alcanzado à 162.2 cc. y el Co^2 expelido, á 5.2 cc.

Sin duda que era necesario proseguir en el doseo de saber si al inyectar una mezcla de oxígeno y ázoe en vez de oxígeno puro los fenómenos se producirían igualmente ó presentarian una faz nueva.

Experimento XXVIII. — Con este fin se introdujeron bajo la piel de un perro 200 cc. de un gas cuya composicion era de :

$$O = 177 \text{ cc.}$$
$$Az = 23 \text{ cc.}$$

Es decir que la mezcla contenia 11.5 cc. de Az por 100.

A la media hora se extrajo el gas del enfisema, el que dió solo 40 cc.

Hé aqui su análisis :

Gas inyectado $\begin{cases} O = 177 \text{ cc.} \\ Az = 23 \text{ cc.} \end{cases}$ 200 cc.

Gas extraido. . . . . 40 cc.
Diferencia . . . . 160 cc.

Volúmen total = 40 cc.

$$O = 14.4 \text{ cc.}$$
$$Co^2 = 4.6 \text{ cc.}$$
$$Az = 21. \text{ cc.}$$

Por consiguiente la absorción de oxigeno habia llegado á 162.6, la del Az á 2 cc., la eliminacion de gas carbónico á 4.6 cc.

Repetido este experimento varias veces dió siempre el mismo resultado en lo que se refiere al hecho principal ; es decir al intercambio gaseoso.

Faltaba, pues, tan sólo, introducir y extraer con cierta regularidad el gas destinado á las inyecciones, lo que se consiguió facilmente despues de algunos ensayos, mediante un aparato provisto de una bomba de mercurio aspirante é impelente que conducia el oxígeno, del gasámetro al tejido hipodérmico del animal y los gases del enfisema á un recipiente de vidrio provisto de un

tubo con llave para sacar oportunamente la cantidad que se qui-
siera destinar al análisis.

Dado lo expuesto, las tres proposiciones objeto de este estudio
esperimental, quedaban confirmadas por los hechos.

Por tanto la síntesis teórica que acabo de hacer de la respiración y el resultado de los experimentos practicados como
medio de investigación para el conocimiento de nuevas verdades
fisiológicas, las llamaré así, me permiten deducir las siguientes :

CONCLUSIONES

1ª Todos los seres vivos tienen una superficie de absorción y
eliminación por la que penetra el oxígeno en la masa de su cuerpo
y se exhala de él el ácido carbónico producido en el interior ;

2ª En los organismos superiores la absorción y eliminación de
estos gases se verifica en un aparato especial (pulmón), donde la
masa sanguínea se alimenta del gas vital y desprende el irrespirable; pero este mismo fenómeno se repite en el interior de los tejidos
entre el fluido sanguíneo y el conjunto celular, sitio ó foco de las
combustiones ;

3ª El exígeno introducido por inyección hipodermica es absorbido por los capilares sanguíneos que serpentean en el sitio en
que se ha producido el enfisema, del mismo modo que el del aire
ambiente en los alveolos pulmonares;

4ª El ácido carbónico que lleva consigo la sangre es eliminado en el punto de la inyección, de igual suerte que en la superficie de los pulmones ;

5ª La absorción del oxígeno por inyección hipodérmica está
en razón directa de la superficie, y del tiempo que dura la corriente del gas;

6ª La eliminación de anhidrido carbónico será mayor ó menor según la cantidad que circule por los capilares en relación
con el enfisema provocado por la inyección de oxígeno ;

7ª Que por tanto, en el tejido celular hipodérmico, se puede
verificar artificialmente una respiración en todo semejante à la
que tiene lugar normalmente en los alveolos ó celdillas pulmonares;

8ª Que el oxígeno inyectado no produce irritación alguna, ni
trastornos posteriores para el organismo ;

9ª Que siendo el oxgíeno *más activo* en estado naciente, debe ser así empleado en *la respiración artificial hipodérmica*;

10ª En fin, que al conjunto de los diversos elementos que contribuyen á este funcionamiento forzado, y al que podría llamarse *pulmon artificial*, está vinculado el mismo acto respiratorio que á los verdaderos pulmones, aunque en escala mucho menor.

Está pues terminada la tarea que me he impuesto al señalar los principios fundamentales en que se basa la teoria moderna de la respiración, reforzándolos con las nuevas ideas que el estudio analítico de la función me ha sugerido, y los experimentos, han confirmado, tratando de responder con esto, en mi humilde esfera de estudiante, al anhelo que nos impulsa en las carreras científicas, á llevar por norte y guia el ideal de progreso.

Entrego, por tanto, esta modesta obra de mi espiritu sencilla en lo presnnte, quizás fecunda y base de importantes aplicaciones en el porvenir, en manos de los que, teniendo buena fé en el ánimo y sinceridad en los sentimientos, sin distinción de escuelas, razas, ni nacionalidades, consagran su incansable labor al bien y adelanto de la humanidad entera.

Setiembre 22 de 1888.

Francisco Cobos.

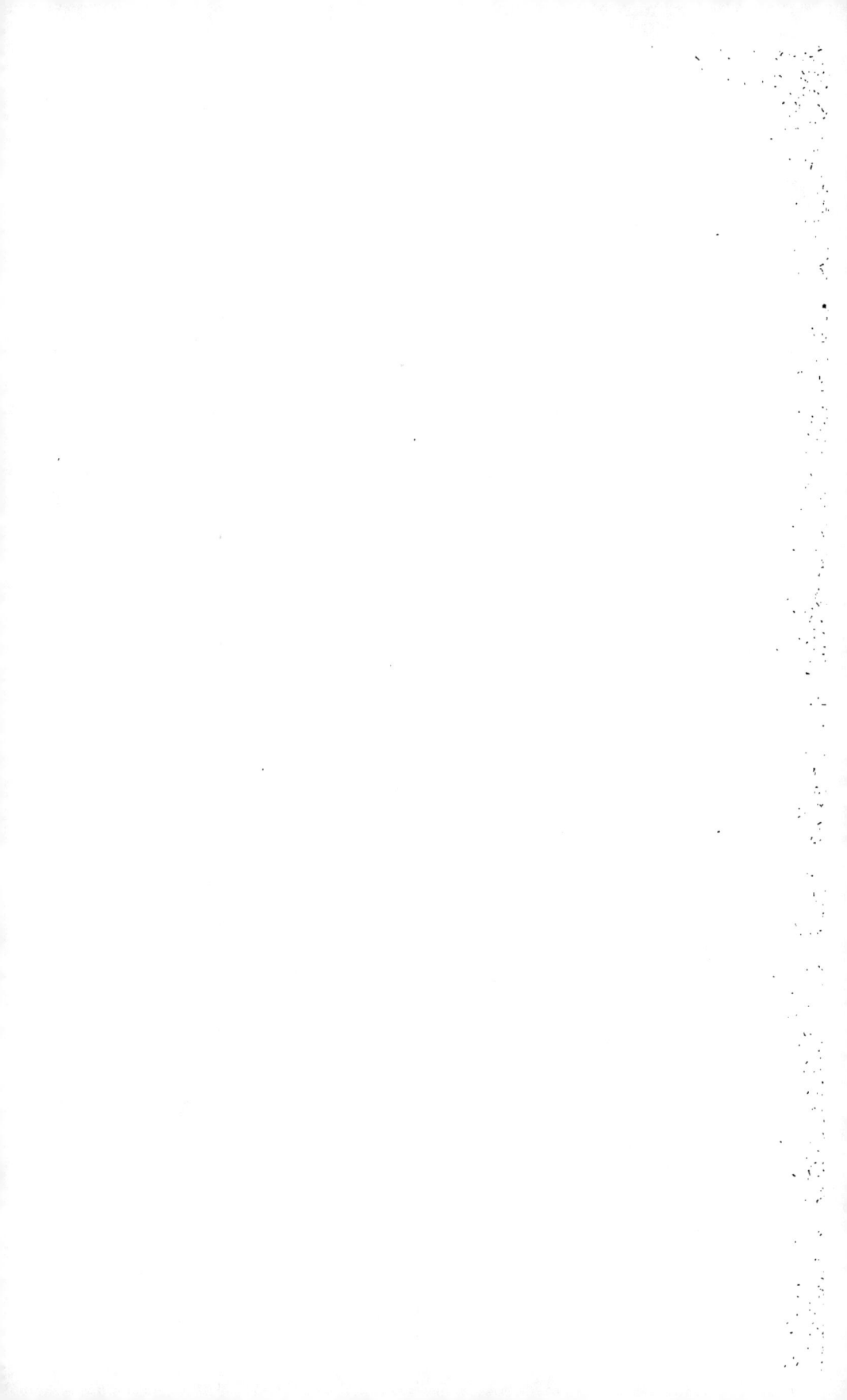

RESPIRATION ARTIFICIELLE

HYPODERMIQUE

Travail présenté à l'Académie de médecine de Paris

L'importance de l'oxygène dans la fonction pulmonaire est bien connue depuis les mémorables travaux de Lavoisier, mais l'emploi de cet agent dans les maladies qui provoquent l'asphyxie n'a donné jusqu'ici, comme on le sait, que des résultats peu sa· tisfaisants. C'est ce qui nous a conduit à entreprendre une série d'investigations ayant pour objet de voir s'il serait possible d'introduire l'oxygène dans l'économie par une autre voie que la voie normale.

Comme tout ce qui se rapporte aux problèmes complexes de la respiration offre un grand intérêt pour la science, je crois ne pas devoir passer sous silence les résultats successifs que m'a donnés l'expérimentation pour obtenir artificiellement l'acte respiratoire en dehors des poumons.

Il est de rigueur, dans les questions scientifiques, de se préoccuper d'abord des causes qui s'opposent au libre exercice d'une fonction, avant de chercher à l'obtenir par des moyens artificiels. C'est ce que j'examinerai brièvement pour mentionner ensuite les principes fondamentaux qui m'ont guidé dans l'expérimentation et les conclusions qui en sont le résultat. Laissant de côté les causes qui proviennent du sang ou d'une atmosphère malsaine, il est prouvé que l'asphyxie se produit toujours par suite d'un obstacle matériel qui s'oppose à l'entrée de l'air dans les poumons. En pareil cas, que faisons-nous en dirigeant un courant d'oxygène par la voie respiratoire ?

Si nous supposons qu'il y a un corps étranger dans la trachée, que cette trachée se trouve obstruée par des fausses membranes comme dans la diphtérie, ou encore qu'il y ait engorgement des petites bronches ou des alvéoles pulmonaires par des produits pathologiques, comme il arrive dans la bronchite capillaire et dans la pneumonie double, n'est-il pas évident qu'on fera de vains efforts pour faire parvenir l'oxygéne jusqu'au sang, puisqu'il y a un obstacle mécanique qui empêche son introduction dans les poumons ?

Si regrettable que ce soit à dire, pour le traitement de l'asphyxie dans de semblable circonstances la thérapeutique ne dispose d'aucun remède efficace, et à moins qu'on puisse faire disparaître la cause qui empêche l'introduction de l'air, les malheureux sont voués à une mort certaine, sans que la science puisse rien faire pour les sauver.

Les considérations précédentes nous conduisent à examiner si, lorsque l'acte de la respiration ne peut se faire au moyen des poumons par suite d'un empêchement physique, nous ne pouvons pas l'obtenir directement à un plus ou moins grand degré, grâce aux autres parties de l'économie par un procédé artificiel.

Cette hypothèse est-elle réalisable ? Peut-on, avec les connaissances que nous possédons sur les phénomènes intimes de la respiration, être autorisé à supposer qu'on peut obtenir l'échange gazeux entre le sang et le milieu ambiant par l'intermédiaire d'autres tissus que ceux par lesquels cet échange se fait ordinairement?

C'est ce que je vais passer en revue avec la concision et la clarté nécessaires aux questions scientifiques.

Il suffit de jeter un coup d'œil sur l'ensemble du règne organique pour se rendre compte que, chez les êtres dotés de poumons, le phénomène de la respiration s'opère encore normalement par toute la superficie externe en contact avec l'air ambiant, sous cette seule condition qu'elle soit apte à l'échange gazeux. Cette opinion est d'ailleurs corroborée par la physiologie comparée, qui nous enseigne qu'à mesure que l'on descend depuis l'organisme compliqué de l'homme jusqu'à celui des animaux, en arrivant à la plus grande simplicité chez les unicellulaires, cette respiration extrapulmonaire devient de plus en plus importante, jusqu'à suffire complètement, chez les êtres inférieurs, à toutes les nécessité de la vie.

Ainsi, par exemple, chez les animaux à sang froid, comme la grenouille, les expériences de Reiset et de Regnault ont démontré que la respiration cutanée supplée parfaitement à la respiration pulmonaire ; et quant aux êtres qui n'ont qu'une cellule pour tout organisme, la masse protoplasmatique effectue la même fonction sans aucune intervention des poumons, puisqu'elle en est dénuée.

Nous pouvons, donc, compter au nombre des vérités biologiques que chez tous les animaux, quelque soit le groupe zoologique auquel ils appartiennent, le phénomène que nous appelons respiration peut avoir lieu par toute la superficie appropriée à l'absorption et à l'élimination des gaz, et cela indépendamment des organes qu'ils possèdent.

Il en résulte que la fonction respiratoire, comme phéonmène général biologique, appartient à la masse totale de l'économie, et non exclusivement à tel ou tel organe si perfectionné qu'il soit.

Eh bien ! ce qui est vrai pour les animaux, l'est-il aussi pour l'homme ?

L'histologie nous démontre que le corps humain est un ensemble de petits organismes ou cellules, et de son côté la physiologie nous enseigne clairement que ces cellules respirent, mais n'exhalent pas directement à l'intérieur l'acide carbonique, et ne lui empruntent pas non plus sous cette forme l'oxygène qui leur est nécessaire ; il y a un milieu intermédiaire entre le milieu ambiant et l'ensemble cellulaire, cet intermédiaire est le système vasculaire sanguin.

Le sang, qui circule dans tout l'organisme, recueille dans l'air le gaz nécessaire pour la combustion interne ; c'est lui aussi qui reçoit de chaque cellule l'exhalation gazeuse de son travail physiologique.

Comment le sang remplit-il ce rôle si merveilleux qui consiste à débarrasser chaque partie du corps du gaz irrespirable, en lui rendant en échange celui qui anime les fonctions et soutient la vie ?

Le sang obtient ce résultat au moyen du réseau des vaisseaux capillaires sanguins, au travers desquels ont lieu tous les phénomènes d'imbibition, de capillarité, de diffusion et d'osmose dont l'ensemble contribue à réaliser l'échange gazeux, soit avec les tissus en constituant la respiration interne, soit avec l'atmosphère, en constituant la respiration externe.

La structure même du poumon explique cette manière de voir rigoureusement scientifique. En effet, l'appareil appelé respira-ratoire est une cavité subdivisée à l'infini et dont les parois sont d'une finesse poussée jusqu'à l'exagération. Cette cavité est dis-posée de manière à FACILITER la fonction des petits vaisseaux qui serpentent dans les alvéoles et à mettre l'air en relation avec la plus grande quantité possible de sang dans un espace relati-vement restreint.

C'est ainsi que le poumon peut être considéré simplement comme un véritable dérivé de la superficie externe, en relation immédiate avec l'intérieur du corps et approprié pour recevoir l'air au moyen de l'inspiration. Il le met en contact avec les capillaires sanguins pour la réalisation de l'hématose et l'expulse ensuite à l'extérieur au moyen de l'expiration. En somme, le poumon réalise un premier acte mécanique qui contribue au renouvellement de l'oxygène, et un autre de contact entre ce dernier et le torrent sanguin.

Ainsi, d'une manière synthétique et générale, on peut dire que le poumon seul sert pour *amener* l'oxygène jusqu'aux vaisseaux capillaires, où le sang vient se vivifier, et qu'il sert aussi pour *rejeter* dans l'atmosphère les produits inutiles de la combustion intérieure que le sang a absorbés et qu'il rejette dans les alvéoles au moyen de ces mêmes capillaires.

En un mot, le sang respire au travers des petits vaisseaux ou capil'aires, ainsi que toutes les cellules du corps. En consé-quence, les *véritables organes* de la respiration sont les capillaires sanguins, car c'est *au travers de ces capillaires et par leur seul intermédiaire*, qu'on arrive à produire l'acte respiratoire dans toute l'économie.

Puisque les choses se passent de la sorte, partout où il y aura des capillaires en contact immédiat avec l'oxygène, ce gaz sera absorbé par le sang qui y circule, à la condition qu'il n'en soit pas saturé, circonstance qui a lieu dans les poumons avant l'hématose, et en dehors d'eux après que cette fonction s'est pro-duite.

D'un autre côté, s'il fallait encore un dernier argument, n'est-ce pas le même phénomène qui s'accomplit normalement dans le placenta quand s'échangent l'oxygène et l'acide carbonique entre le sang de la mère et celui du fœtus, qui respire ainsi au moyen des vaisseaux placentaires, sans aucune intervention des poumons?

Donc si, en l'absence de cet appareil, la nature elle-même accomplit l'acte respiratoire, l'emploi d'une substance avide d'oxygène, d'une surface oxygénante et d'une membrane intermédiaire est suffisant, on pourrait obtenir artificiellement la réalisation de ce même phénomène en dehors des petites cellules aériennes. Mais y a-t-il dans l'économie quelque partie, quelque tissu susceptible d'absorber le gaz vital, et cela dans des conditions telles qu'il puisse se mettre en relation avec le réseau capillaire sanguin à travers lequel s'opère l'échange gazeux? En un mot, y aurait-il quelque tissu qui, sans trouble sérieux pour l'organisme et moyennant certaines conditions réglées par l'expérimentation, pourrait se convertir, jusqu'à un certain point, en *poumon artificiel?*

L'étude théorique de la respiration m'induit à répondre affirmativement, considérant que le tissu cellulaire hypodermique peut être facilement distendu par des liquides ou des gaz et qu'une vaste nappe sanguine court dans les vaisseaux capillaires de la peau.

Mais l'observation expérimentale, qui est la pierre de touche de toutes les théories physiologiques, devait résoudre cette question, très importante, dont je m'étais imposé l'étude. A elle, donc, j'ai soumis le problème ardu, et les résultats sont venus confirmer à mes yeux les vues théoriques que j'ai émises au cours de cette exposition, vues inspirées par les grandes manifestations de la matière vivante et par les lois qui la régissent.

Il ne me reste plus qu'à indiquer le plan que j'ai suivi pour la confirmation de ma théorie par le moyen des expériences, lesquelles ont été amenées à prouver trois choses :

1º Que l'injection d'oxygène sous la peau ne devait produire aucun trouble préjudiciable dans l'économie.

2º Que l'oxygène injecté hypodermiquement devait être absorbé par le sang et les tissus en relation immédiate avec ce gaz, lequel serait remplacé en totalité ou en partie par l'acide carbonique intérieur.

3º Qu'au moyen d'un appareil assorti aspirant et foulant, pourrait s'opérer le renouvellement de l'emphysème produit artificiellement, c'est-à-dire de l'oxygène injecté, accomplissant de la sorte un acte mécanique semblable jusqu'à un certain point à celui de l'inspiration et expiration pulmonaires.

Suit l'énumération des expériences :

Expérience I. — Au moyen d'un tube de gomme relié par l'une de ses extrémités à un gazomètre d'oxygène et muni à l'autre extrémité d'une canule, introduite sous la peau d'un lapin, j'injectai environ trois cents centimètres cubes de gaz dans le tissu hypodermique. Pendant l'opération, par suite des ruptures des aréoles du tissu cellulaire, il se forma un emphysème dont le volume alla sensiblement en diminuant pendant six heures, moment où il avait été réduit à sa huitième partie environ. L'animal, après la piqûre qu'on lui fit pour introduire la canule, ne donna pas signe d'agitation. Ses fonctions ne révélèrent non plus le moindre trouble. Quant à la blessure, on la ferma complètement au moyen de collodion élastique, la canule une fois retirée. Deux jours après, l'emphysème avait complètement disparu, et la peau qui auparavant était distendue se trouvait intimement unie au tissu cellulaire sous-cutané, de manière qu'il ne restait pas trace de l'action produite par les gaz injectés. Après cette opération, le lapin continua de vivre sans trahir, durant les mois suivants, la plus légère altération.

Expérience II. — Lapin d'âge moyen ; deux injections hypodermiques d'oxygène, même résultat que le précédent.

Expérience III. — Le même animal, quatre injections à la fois avec un égal succès.

Expérience IV. — Un chien de deux mois. Emphysème provoqué d'une manière identique que chez les lapins. L'absorption de l'oxygène se fait avec plus de rapidité. Le résultat final est le même.

Expérience V. — Un chien de quatre mois. Injection de CO centimètres cubes. Même succès.

Expériences VI à XIV. — Injections en quantité variable d'oxygène sous la peau de lapins et de chiens. Aucun ne manifesta le moindre malaise après l'opération.

Les expériences démontraient, donc, que les injections hypodermiques d'oxygène étaient entièrement inoffensives puisqu'on ne constatait ni inflammation ni lésion pathologique d'aucune sorte et que l'animal, dans la suite, paraissait n'éprouver aucun trouble. Quant à la persistance de l'emphysème durant plusieurs heures, je soupçonnai qu'il était dû à l'élimination dans le tissu hypodermique de l'acide carbonique, ce qui s'est trouvé confirmé plus tard.

Expérience XV. — Pour vérifier si, lorsque diminue la quantité d'oxygène qui, dans un temps donné, pénètre dans les poumons d'un animal, celui-ci absorberait avec plus de rapidité le même gaz injecté sous la peau, je fis usage d'un appareil spécial dans lequel devaient se trouver réunies les conditions propres au but à atteindre. La description en est bien simple. Il consiste en une boîte quadrangulaire, hermétiquement fermée de tous côtés, sauf trois tubulures munies de clefs, et qui communiquent : la première avec une pompe aspirante, servant à retirer de l'appareil la quantité d'air que l'on désire pour l'analyser au moment voulu : la seconde avec un gazomètre qui contient l'oxygène devant être injecté ; la troisième, enfin, avec un récipient rempli d'azote. Le couvercle de la boîte est transparent afin de permettre d'observer l'animal pendant toute la durée de l'expérience. A ce couvercle s'adaptent deux tubes de verres recourbés en forme de double V, avec une solution de potasse dans l'intérieur de ces tubes, lesquels sont destinés à servir de manomètres pour indiquer la différence entre la pression atmosphérique et celle de l'air de l'appareil.

L'ordre suivi pour l'expérience fut le suivant :

On mit dans la boîte ouverte un lapin attaché solidement sur une planche *ad hoc*, afin qu'il gardât la plus grande immobilité possible. On lui introduisit sous la peau une canule en communication avec le dépôt d'oxygène. On enveloppa l'animal de grandes éponges imbibées d'une forte solution de potasse, et destinées à absorber l'acide carbonique exhalé par la respiration. On replaça ensuite le couvercle de la boîte, en ayant soin de fermer les joints avec de la cire, précaution prise, comme on le conçoit, pour qu'il n'y eût dans l'intérieur de l'appareil aucune communication avec l'atmosphère. On analysa le gaz de la boîte, et l'analyse révéla la proportion normale des composants de l'air atmosphérique. On fit passer ensuite un courant d'oxygène dans la direction de la canule susmentionnée. La peau commença à se gonfler à mesure que le gaz pénétrait dans le tissu hypodermique du lapin soumis à l'expérimentation, produisant en peu de minutes un emphysème artificiel dont la forme globulée le faisait parfaitement distinguer à travers le couvercle transparent de la boîte. Le niveau des manomètres changeait à chaque instant, marquant à l'unisson l'acte mécanique de l'entrée et de la sortie de l'air dans les poumons du lapin, c'est-à-dire dans l'inspiration et l'expiration.

L'animal n'avait d'autre source pour se pourvoir d'oxygène que celle de l'atmosphère restreinte dans laquelle il respirait, et l'emphysème artificiel qui lui était venu. Par conséquent, à mesure que le gaz vital se consumait par l'absorption pulmonaire, la pression de l'air de la boîte devait forcément diminuer dès que l'acide carbonique exhalé était absorbé par la potasse caustique. Cette différence de pression entre l'air ambiant et celui de l'intérieur de l'appareil, fut, en effet, bien vite accusée par les manomètres. Afin de rétablir l'équilibre, on ouvrit la clef qui mettait la boîe en communication avec le gazomètre d'azote, et ce gaz pénétra peu à peu jusqu'à ce qu'il mît le niveau des manomètres à la même hauteur.

En procédant ainsi à chaque instant, la pression en dedans et en dehors de l'appareil restait toujours égale. L'expérience dura deux heures, au bout desquelles on tira 18 cc. de l'air de la boîte pour en faire l'analyse, qui donna le résultat suivant :

Volume total : 18 cc.

Oxygène . . . . 1,60 cc.
Azote . . . . 16,55 cc.
Acide carbonique . . . . 5 millièmes

c'est-à-dire qu'il contenait seulement 5 0/0 d'oxygène.

On continua par l'analyse du gaz de l'emphysème d'où l'on avait extrait 6 cc. par le tube qui était adapté à la canule, ou par le tube vecteur de l'oxygène. On obtint le résultat suivant :

Volume total : 6 cc.

$O = 1$ cc.
$CO^2 = 1$ cc.
$Az = 4$ cc.

Ce qui indiquait que, pendant la diminution de l'oxygène dans l'air confiné, le sang de l'animal absorbait, par la surface des poumons, l'azote surabondant et l'éliminait à l'endroit où l'on avait fait l'injection gazeuse, c'est-à-dire dans le tissu hypodermique. Cette expérience révélait également que l'acide carbonique était aussi exhalé sous la peau dans cette région où l'on avait provoqué l'enphysème artificiel.

Expérience XVI. — Un lapin de trois mois. Injection d'oxygène par le même procédé. Analyse une heure après l'emphysème.

Volume total : 27,5 cc.

O = 18,5 cc.

CO$_2$ = 2,0 cc.

Az = 7,0 cc.

Expérience XVII. — Un lapin de quatre mois. Injection d'oxygène par le même procédé.

Volume total : 12 cc.

O = 9 cc.

CO$_2$ = 1 cc.

Az = 2 cc.

Expériences XVIII à XXIV. — Un lapin de quatre mois. Injection d'oxygène par le même procédé.

Volume total	24,5 cc.	CO$_2$ =	2,5 cc.
—	26 cc.	CO$_2$ =	1,5 cc.
—	23,5 cc.	CO$_2$ —	2 cc.
—	24 cc.	CO$_2$ =	1,5 cc.
—	31,5 cc.	CO$_2$ =	3,6 cc.
—	50 cc.	CO$_2$ =	5,2 cc.
—	59,5 cc.	CO$_2$ =	12,5 cc.

Toutes ces expériences mettaient en évidence ce fait, à savoir que l'acide carbonique était éliminé dans la surface de l'emphysème comme dans les petites cellules alvéolaires des poumons. Quant à l'absorption de l'oxygène, elle avait déjà été révélée par les expériences précédentes ; mais il convenait de déterminer dans quelles proportions se faisait l'échange gazeux, comparatiuement au volume du gaz introduit sous la peau et, pour y parvenir, on poursuivit l'investigation commencée.

Expérience XXV. — Un lapin de huit mois. Injection de 101,3 cc. d'oxygène par le procédé indiqué. Le gaz étant extrait de l'emphysème une heure après avoir été injecté, la pompe aspirante put en retirer seulement 20,3 cc., ce qui indiquait que 81 cc. d'oxygène, pour le moins, avaient été absorbés.

On procède à l'analyse du gaz restant, laquelle analyse donne ce qui suit :

Volume total : 20,3 cc.
O = 13,4 cc.
CO^2 = 3,2 cc.
Az = 3,7 cc.

c'est-à-dire que, sur 101,3 cc. d'oxygène injecté, 87.7 cc. de ce gaz avaient pénétré dans le sang du lapin, lequel sang avait éliminé 3,2 cc. de CO^2 et 3,7 de Az.

L'absorption du gaz vital était, dès lors, pleinement démontrée, de même que l'exhalaison de l'acide carbonique anhydre. Cependant les expériences avaient été faites jusqu'ici dans des boîtes fermées, et il était nécessaire de vérifier si le phénomène se pronuisait également à l'air libre.

Expérience XXVI. — Dans ce but, on attacha un lapin à la table de vivisection (modèle Claude Bernard), et on lui injecta dans le tissu hypodhermique 87 cc. d'oxygène. On agrandit la surface d'absorption en pratiquant doucement le massage sur l'emphysème produit, dans le sens des régions voisines. Quinze minutes après, on retira par la pompe à mercure tout le gaz qui restait au siège de l'injection.

On mesure et l'on analyse, et l'on obtient ce qui suit :

Oxygène injecté. . . . . . 87 cc.
Gaz recueilli . . . . 24 cc.
Différence . . . . 63 cc.

Volume total : 24 cc.
O = 19,4 cc.
CO' = 4,6 cc.

Sur 87 cc. d'oxygène injecté, 67,6 étaient absorbés, et en échange les vaisseaux capillaires sanguins laissaient se dégager 4.6 cc. de CO^2.

Expérience XVIII, un chien de grande taille. — On lui injecte 185 cc. du gaz indiqué.

L'analyse donne ce qui suit :

Oxygène introduit sous la peau. . 185 cc.
Gaz extrait un quart d'heure après. 28 cc.
Différence. . . . . 157 cc.

Volume total : 28 cc.

$$O = 22.8 \text{ cc.}$$
$$CO^2 = 5.2 \text{ cc.}$$

Par conséquent l'oxygène absorbé monte à 162.2 cc. et le CO^2 éliminé à 5.2 cc.

Il était incontestablement nécessaire de persévérer dans le désir de savoir si, en injectant un mélange d'oxygène et d'azote au lieu d'oxygène pur, les phénomènes se produisaient également, ou s'ils présenteraient une face nouvelle.

Expérience XVIII. — Pour cela, on introduisit sous la peau d'un chien 200 cc. d'un gaz dont la composition était :

$$O = 117 \text{ cc.}$$
$$Az = 23 \text{ cc.}$$

C'est-à-dire que le mélange contenait 11.5 cc. d'Az. pour cent.

Après une demi-heure on procéda à l'extraction du gaz de l'emphysème, qui donna 40 cc. seulement.

En voici l'analyse :

Gaz injecté		
O = 177 cc.		200 cc.
Az = 23 cc.		
Gaz extrait	40 cc.	
Différence, ...	160 cc.	

Volume total : 40 cc.

$$O = 14.4 \text{ cc.}$$
$$CO^2 = 4.6 \text{ cc.}$$
$$Az = 21.0 \text{ cc.}$$

Par conséquent l'absorption d'oxygène s'était élevée à 162.6, celle d'Az à ? cc., l'élimination du gaz carbonique à 4.6 cc.

Cette expérience répétée plusieurs fois donna toujours le même résultat en ce qui a trait au fait principal, c'est-à-dire à l'échange gazeux.

Il ne restait donc qu'à introduire et à extraire, avec une certaine régularité, le gaz destiné aux injections, ce à quoi l'on parvint facilement après quelques essais, au moyen d'un appareil pourvu d'une pompe à mercure aspirante et foulante qui amenait l'oxygène, du gazomètre au tissu hypodermique de l'animal, et les gaz de l'emphysème à un récipient en verre muni d'un tube avec une clef pour extraire au moment opportun le gaz qu'on voudrait soumettre à l'analyse.

Pour connaître le rapport entre le gaz absorbé par la surface pulmonaire et l'oxygène absorbé par la voie hypodermique, j'ai fait des injections chez des lapins pendant huit heures consécutives et j'ai obtenu les résultats suivants :

L'absorption de l'oxygène en huit heures est égale à quatre litres, ce qui donne un demi-litre par heure.

Or la totalité de l'oxygène qui est absorbé par jour chez les lapins est à peu près de cinquante litres, ce qui donne deux litres par jour.

Mes recherches arrivent donc à prouver que l'absorption par injection hypodermique est le quart de ce qui se produit par la voie normale.

Cela étant exposé, les trois propositions, objet de cette étude expérimentale, étaient confirmées par les faits.

C'est pourquoi la synthèse théorique de la respiration que je viens de faire, et le résultat des expériences pratiquées comme moyen d'investigation pour la connaissance de nouvelles vérités physiologiques, je les appellerai ainsi, me permettent de tirer les conclusions suivantes :

CONCLUSIONS

1° Tous les êtres vivants ont une surface d'absorption et d'élimination par laquelle l'oxygène pénètre dans la masse de leur corps, et exhale l'acide carbonique produit dans l'intérieur ;

2° Dans les organismes supérieurs, l'absorption et l'élimination de ces gaz s'opèrent par le moyen d'un appareil spécial (poumon) où la masse sanguine s'alimente d'un gaz vital et se débarasse de celui qui est impropre à la respiration ; mais ce même phénomène se répète dans l'intérieur des tissus entre le liquide sanguin et l'ensemble des cellules, siège ou foyer des combustions ;

3° L'oyxgène introduit par injection hypodermique est absorbé par les vaisseaux capillaires qui serpentent au point où s'est produit l'emphyseme, de la même manière que l'oxygène de l'air ambiant dans les alvéoles pulmonaires ;

4° L'acide carbonique que charge le sang est éliminé au point où s'est faite l'injection, de la même façon qu'à la surface des poumons ;

5° Pendant les injections, les mouvements respiratoires de la poitrine se ralentissent, ce qui est démontré par les tracés graphiques de la respiration ;

6° L'absorption de l'oxygène par injection hypodermique, est en raison directe de la surface et du temps que dure le courant du gaz ;

7° L'élimination de l'acide carbonique anhydre sera plus ou moins considérable selon la quantité qui circule dans les vaisseaux capillaires en contact avec l'emphysème provoqué par l'injection de l'oxygène ;

8° Dès lors, dans le tissu cellulaire hypodermique, on peut provoquer artificiellement une respiration en tout point semblable à celle qui a lieu normalement dans les alvéoles ou petites cellules pulmonaires ;

9° L'oxygène injecté ne produit aucune irritation, ni troubles postérieurs pour l'organisme ;

10° L'oxygène étant *plus actif* à l'état naissant, doit être ainsi employé dans la *respiration artificielle hypodermique.*

11° Le même acte respiratoire se rattache à l'ensemble des divers éléments qui contribuent à ce fonctionnement forcé et à ce qu'on pourrait appeler *poumon artificiel*, comme il se rattache aux vrais poumons bien qu'à un degré beaucoup moindre;

12° Enfin la respiration artificielle hypodermique peut recevoir des applications importantes dans toutes les maladies qui produisent la diminution de l'hématose par un obstacle quelconque à la respiration normale.

Voilà donc terminée la tâche que je me suis imposée, d'indiquer les principes fondamentaux sur lesquels se base la théorie moderne de la respiration, en les renforçant d'idées nouvelles que l'étude analytique de la fonction m'a suggérées et que les expériences ont confirmées, m'efforçant de répondre, dans mon humble sphère d'action, au désir ardent qui nous pousse, dans les carrières scientifiques, à prendre pour guide l'idéal du progrès.

C'est pourquoi je soumets cette œuvre modeste de mon esprit, bien légère dans le présent, mais peut-être féconde et base d'importantes applications dans l'avenir, à tous ceux qui, sans distinction d'écoles, ni de races, ni de nationalités, consacrent leur labeur infatigable au bien et à la marche en avant de l'humanité entière.

CONFÉRENCE

DONNÉE AU

CLUB DE PHYSIOLOGISTES DE VIENNE

Messieurs,

Les expériences dont je vais vous parler tout à l'heure constituent un travail continué pendant plusieurs années pour démontrer une théorie qui ouvre une nouvelle voie à la physiologie expérimentale. Cette théorie, je peux la formuler de la manière suivante :

Que dans la nutrition il n'y a qu'un organe essentiel et une seule fonction qui prédomine. Comme conséquence de cela je soutiens que les fonctions de la nutrition peuvent se faire artificiellement indépendamment des appareils que la nature a disposés dans ce but. Pour étudier cette question j'ai commencé par l'absorption de l'oxygène, c'est-à-dire par la respiration.

Les expériences qui démontrent que la respiration peut se faire artificiellement au-dessous de la peau indépendamment des poumons ont été faites en Amérique dans le laboratoire de l'Université de Buenos-Ayres et en France, dont le résumé a été présenté à l'Académie de Médecine de Paris.

Finalement j'ai eu l'honneur de répéter quelques-unes ici-même, dans votre Institut de Physiologie et, je profite de cette occasion pour remercier le savant professeur Dr Ebner et son intelligent aide la bienveillance qu'ils ont eu en me prêtant leur laboratoire et en m'honorant de leur présence.

Avant de passer à l'expérimentation, vous me permettrez d'expliquer ma théorie d'une manière qui ne laisse aucun doute sur le but de mes expériences et sur les intentions qui les ont inspirées.

Commençons, messieurs, par formuler deux principes qui sont la base de ces nouveaux travaux.

Ces principes sont celui de l'unité biologique et celui de l'unité organique.

Si vous jetez un regard sur les êtres vivants vous verrez que la nutrition se fait seulement par trois actes physiologiques : l'absorption, l'assimilation et l'élimination.

Absorber, assimiler et éliminer voilà tout le cycle de la nutrition. En effet, indépendamment des organes plus ou moins compliqués de chaque être, la physiologie nous démontre que pour que les substances peuvent rentrer dans le liquide nutritif que circule dans l'organisme il faut qu'elles soient réduites en un état si fluide qu'il puisse s'accomplir avec elle les lois physiques de l'absorption.

Toute substance qui ne réunit pas ces conditions ne pourra jamais rentrer dans les cercles vitaux de l'organisme. Alors, la condition indispensable pour que le premier acte physiologique s'accomplisse c'est que les substances soient aptes pour l'absorption, c'est-à-dire, qu'elle soient préparées pour cette importante fonction.

Peu importe que cette préparation préalable soit faite dans l'intérieur de l'organisme par des organes spéciaux comme chez l'homme et les animaux les plus perfectionnés ou qu'elle soit faite extérieurement comme il arrive dans l'existence des amiboïdes qui n'ayant qu'une seule cellule pour tout leur corps sans organe spécial pour aider à aucune fonction, l'absorption se fait cependant aussi bien que chez les êtres les plus compliqués.

Continuons, messieurs, par l'assimilation. Une fois que les substances assimilables sont rentrées dans le liquide vital l'organisme prend tout ce qu'il lui faut pour reprendre les forces perdues pendant le travail. De quelle manière arrive l'organisme à accomplir cet acte le plus important de tous ? C'est véritablement compliqué et jusqu'à présent très obscur pour nous, mais ce que nous savons à science vraie c'est que chaque cellule, par un phénomène d'absorption, prend du liquide vital ce qu'il lui faut, de la même manière que l'organisme tout entier prend de dehors, par le même phénomène de l'absorption ce qui lui manque.

Peu importe que ce travail physiologique soit fait dans un être multicellulaire comme les animaux de l'echelle supérieure zoologique ou dans les êtres formés d'une seule cellule comme se passe chez les amiboïdes dont je viens de parler ; partout il faut reconnaître un phénomène d'absorption. Sans cela c'est impossible de concevoir l'assimilation.

Voyons maintenant le dernier phénomène que nous avons appelé élimination. Nous savons parfaitement que c'est dans l'ensemble des tissus, dans l'intérieur de chaque cellule que les actes intimes de la nutrition s'accomplissent et que c'est le liquide vital, c'est à-dire la sève dans les végétaux, le sang dans les animaux supérieurs que absorbent tous ce que les cellules rejettent dehors d'elles comme inutile ou préjudiciable pour leur conservation.

C'est après que la sève ou le sang se charge de rejeter aussi dehors de l'organisme toutes ces substances inutiles ou préjudiciables qu'il a absorbé dans l'intérieur des tissus.

Nous voyons donc, que dans les trois actes de nutrition il y a toujours un phénomène d'absorption sans lequel la fonction ne peut s'accomplir, et cela indépendamment des organes que possède l'organisme.

Prenons l'homme comme exemple : pour expliquer les phénomènes de la nutrition selon cette théorie nous ne devons considérer que trois choses :

Première, les substances assimilables qui viennent de dehors ; seconde, le sang ou liquide nutritif qui circule partout, et troisième, les cellules qui composent les tissus.

Par le premier acte dit de l'absorption le sang absorbe dans son intérieur les substances assimilables ; par le second, dit de l'assimilation les cellules absorbent du sang les mêmes substances assimilables, et enfin, pour accomplir le troisième acte dite de l'élimination il faut que le sang absorbe des cellules ce qu'elles rejettent ou éliminent.

Alors je soutiens de nouveau et je pense que c'est bien clair et compréhensible que dans tous ces actes compliqués de la nutrition il y a un phénomène qui prédomine, c'est l'absorption, et comme ce phénomène prédomine également dans les êtres supérieurs comme dans les organismes les plus simples nous pouvons dire que c'est bien lui qui constitue l'unité biologique.

Une fois établie l'unité biologique ou fonctionnelle abordons aussi l'autre théorie de l'unité organique.

La science admet un organe pour chaque fonction. Certainement l'anatomie nous le démontre sans aucun doute, l'histologie nous enseigne les tissus dont sont composés et la physiologie nous fait voir la manière par laquelle agissent pour accomplir les fonctions.

Cela est un fait incontestable, il ne peut être nié, il faut l'admettre, et cependant si nous étudions profondément la fonction de la nutrition nous ne verrons qu'un seul organe. C'est-à-dire parmi la diversité d'organes que la nature emploie pour accomplir les actes des fonctions nutritives il y a toujours un seul élément, un seul organe, le même partout qui est l'agent direct de la fonction.

Ainsi tous les organes de la nutrition se composent d'une cavité où les substances qui vont s'assimiler au corps, telles que les aliments dans l'estomac ou l'air dans les poumons séjournent quelque temps avant que l'absorption s'accomplisse.

Cette cavité qui se trouve dans l'estomac, dans le poumon, n'importe où, ne sert que pour préparer, que pour aider à la fonction, mais elle n'est pas l'organe principal; elle est la coadjutrice.

Dans le fond, dans les parois ou surface interne de ces cavités nous trouvons un innombrable réseau des capillaires sanguins au travers desquels ont lieu tous les phénomènes d'imbibition, de capillarité, des diffusions et d'osmose dont l'ensemble contribue à réaliser l'absorption.

En effet, prenons par exemple la respiration. Le poumon est une cavité qui produit l'effet d'une pompe aspirante et foulante. Il est composé d'un tissu qui forme la trame par où serpentent les capillaires sanguins. L'oxygène arrive dans le fond des vesicules pulmonaires dans les moments où l'acide carbonique s'exhale du sang.

C'est par l'intermèdiaire des vases capillaires que le sang absorbe l'oxygène nécessaire à l'hématose et c'est par l'intermèdiaire des mêmes capillaires que le sang élimine son gaz asphyxiant, c'est-à-dire l'acide carbonique et la vapeur d'eau.

Quel a été le rôle joué par la cavité pulmonaire ? Simplement celui d'apporter du dehors l'oxygène jusqu'au capillaire sanguin, et après de verser dans l'atmosphère ce que le même capillaire a versé chez elle. Quel est le rôle qu'a joué le capillaire sanguin ? C'est celui qui a absorbé l'oxygène, c'est celui qui a exhalé l'acide carbonique : en un mot c'est celui qui a respiré, c'est-à-dire, c'est celui qui est le véritable organe de la respiration.

C'est ainsi que le poumon peut être considéré simplement comme un véritable dérivé de la superficie externe, en relation immédiate avec l'intérieur du corps et approprié pour recevoir l'oxygène au moyen de l'inspiration. Il le met en contact avec les capillaires sanguins pour la réalisation de l'hématose et il expulse ensuite à l'extérieur l'air impur au moyen de l'expiration.

En somme, le poumon réalise un premier acte mécanique qui contribue au renouvellement de l'oxygène et, en outre, de contact entre ce dernier et le torrent sanguin. Voilà tout.

Voyons maintenant ce qui ce passe dans l'intérieur de l'organisme.

Nous avons déjà le sang chargé de l'oxygène après l'inspiration, mais nous savons que cet oxygène ne restera pas dans le liquide sanguin et qu'il ira à l'ensemble des cellules pour entretenir la vie. Par quel moyen s'accomplit cet acte ? L'explication est claire : les cellules qui sont en contact avec les capillaires sanguins ont épuisé leur oxygène pendant le travail de leurs fonctions ; mais comme sans oxygène elles ne peuvent exister, elles ont besoin de l'absorber, c'est-à-dire elles ont besoin de respirer. Pour cela elles absorbent, à travers les capillaires, l'oxygène que le sang leur apporte.

Nous voyons donc qu'ici, comme dans le poumon, la respiration a lieu au travers des petits vaisseaux ou capillaires.

En un mot, le sang respire au travers de ces petits vaisseaux ainsi que toutes les cellules du corps. En conséquence, je soutiens une fois de plus que le véritable organe de la respiration c'est le capillaire sanguin, car c'est au travers de ce capillaire sanguin, et par son seul intermédiaire, qu'on arrive à produire l'acte respiratoire dans toute l'économie.

Ce que je viens de dire, messieurs, sur la respiration, peut s'appliquer aux autres fonctions nutritives. Partout, si vous étudiez profondément la fonction, si vous analysez, dans ces derniers termes, les organes qui, en apparence, accomplissent leurs actes fonctionnels, vous trouverez partout, je le répète, le même agent essentiel comme le véritable organe, c'est-à-dire le capillaire sanguin, et la même fonction indispensable à l'acte, c'est-à-dire l'absorption.

C'est donc cette unité des fonctionnements et cette unité d'organisation que je viens de démontrer tout à l'heure, et qui ressorts si clairement de l'observation de la nature, qui m'ont fait formuler ces deux lois de l'unité biologique ou fonctionnelle et de l'unité organique.

Une fois établi les principes, voyons maintenant ses applications à la physiologie expérimentale et à la thérapeutique.

Je me limiterai, messieurs, à la respiration, t ème principal de ma conférence.

Puisque la respiration se fait comme je viens de le préciser, soit dans le poumon, soit dans l'intérieur des tissus, par un seul organe physiologique, qui est le capillaire sanguin, partout où se trouve le réseau de ces petits vases doit s'accomplir aussi la fonction, toujours que les lois de l'absorption peuvent agir sans obstacle, ou pour vous le dire d'une autre manière, en partant de ces principes, la respiration pourra se faire artificiellement indépendamment des poumons.

Mais, messieurs, cela est bien possible. On peut véritablement respirer sans poumons.

Examinons la question sans nous presser, car elle est bien importante, comme vous le voyez.

Il suffit de jeter un coup d'œil sur l'ensemble du règne organique pour se rendre compte que, chez les êtres dotés de poumons, le phénomène de la respiration s'opère encore normalement par toute la superficie externe en contact avec l'air ambiant, sous cette seule condition, qu'elle soit apte à l'échange gazeux.

Cette opinion est d'ailleurs corroborée par la physiologie, qui nous enseigne qu'à mesure que l'on descend depuis l'organisme compliqué de l'homme jusqu'à celui des animaux, en arrivant à la plus grande simplicité chez les unicellulaires, cette respiration extrapulmonaire devient de plus en plus importante, jusqu'à suffire complètement, chez les êtres inférieurs, à toutes les nécessités de la vie.

Ainsi, par exemple, chez les animaux à sang froid, comme la grenouille, les expériences de Raiset et de Regnault ont démontré que la respiration cutanée supplée parfaitement à la respiration pulmonaire.

Ces physiologistes mettent deux grenouilles en face l'une de l'autre, enfermées dans des cloches de verre hermétiquement closes. Une de ces grenouilles n'a pas de poumons car ils ont été enlevés par une opération préalable, et cependant cette gre-

nouille vit, et cependant cette grenouille respire. L'autre est
intacte. Eh bien, messieurs, au bout de quelques heures, les in-
vestigateurs analysent l'air de chaque cloche et constatent avec
étonnement que les deux animaux ont absorbé la même quantité d'oxygène et ont éliminé égal volume d'acide carbonique,
c'est à dire, que les deux grenouilles ont respiré de la même
façon, l'une sans poumons, respirant seulement par la peau,
et l'autre, en absorbant son oxygène de la manière ordinaire.

Quant aux êtres qui n'ont qu'une cellule pour tout organisme,
la masse protoplasmatique effectue la même fonction sans aucune
intervention des poumons, puisqu'elle en est dénuée.

Nous pourrons donc compter au nombre des vérités biologiques que chez tous les animaux, quel que soit le groupe zoologique auquel ils appartiennent, le phénomène que nous appelons
respiration, peut avoir lieu par toute la superficie appropriée à
l'absorption des gaz, et cela indépendamment des organes qu'ils
possèdent.

Il en résulte donc, que la fonction respiratoire, comme phénomène général biologique, appartient à la masse totale de l'économie et non exclusivement à tel ou tel organe, si perfectionné
qu'il soit.

Eh bien, Messieurs, ce qui est vrai pour les animaux, l'est
aussi pour l'homme, dans les limites que son organisation com-
pliquée exige.

La preuve est bien évidente et ressort de ce que je viens de
dire.

Effectivement, l'organisme de l'homme, considéré sous le point
de vue des fonctions végétatives se compose d'un ensemble de
cellules ou êtres microscopiques. Toutes ces cellules, et par conséquent l'ensemble qui constitue la masse des tissus, respiren
directement du sang selon que nous l'avons déjà expliqué, sans
l'aide d'aucun autre organe que le capillaire sanguin.

Mais pourquoi insister davantage sur des choses qui sont si
claires ?

La science nous a démontré par des expériences incontesta-
bles, qu'en dehors du poumon l'homme absorbe aussi l'oxygène par la superficie cutanée, c'est à-dire que l'homme respire
aussi par la peau.

Jusqu'à présent, Messieurs, je n'ai fait que passer revue à des
faits qui sont naturels et qui s'accomplissent toujours à notre vue,

à des faits qui sont nés de l'observation et qui sont d'accord avec la théorie.

Il me faut, cependant, vous présenter des preuves expérimentales qui démontrent bien à vos esprits que la respiration peut se faire artificiellement, provoquée et dirigée par nous-mêmes et sans aucun aide des organes appelés respiratoires.

Pour faire mes expériences, Messieurs, il m'a fallu, premièrement, choisir l'endroit du corps, le tissu approprié pour arriver à obtenir cette fonction artificielle. J'ai choisi le tissu hypodermique comme le plus souple, ses avéoles peuvent se briser facilement et sans douleur, et, enfin, il se rencontre entre la peau, si riche en vases, et les muscles du corps, si avide d'oxygène, à cause de son travail continuel.

D'avance, j'étais sûr du succès, car, est-ce qu'il y a dans les tissus hypodermiques des petits capillaires? Est-ce qu'il y a du sang éloigné du poumon et par conséquent pauvre en oxygène?

Eh bien, j'ai en présence de moi l'organe essentiel de la respiration; ce qu'il me faut c'est mettre en contact avec lui l'oxygène, de la manière qu'il se met en contact dans les vésicules pulmonaires, et après, les phénomènes d'imbibition de capillarité et d'osmose, en un mot, le phénomène de l'absorption, fera le reste; cela veut dire que la respiration sera faite.

Mais, dans le moment même de commencer la première expérience, une grave difficulté se présenta.

L'oxygène, disent plusieurs savants, est très irritable. Alors, comment injecter un gaz irritable sous la peau? Au lieu de la respiration, j'obtiendrai une inflammation, peut-être un abcès? Combien de fois, Messieurs, les fausses idées triomphent! Je doutais qu'un gaz qui est si indispensable pour la vie puisse être si irritable, comme le prétendaient tant d'auteurs et résolu à résoudre une fois pour toutes la question je laissais la réponse à l'expérience même. A elle, donc, j'ai soumis le problème ardu et les résultats sont venus confirmer les vues théoriques que j'ai soumises au cours de cette exposition.

Voici le plan que j'ai suivi pour la confirmation de ma théorie par le moyen des expériences. Elles ont été amenées à résoudre trois problèmes :

1º Si l'injection d'oxygène sous la peau est sans danger ou produit quelque trouble préjudiciable à l'économie.

3º Si l'oxygène injecté hypodermiquement est absorbé par le

sàng et remplacé en plus ou moins grande partie par l'acide carbonique qui s'exhale de l'intérieur.

3° Si on peut produire artificiellement le renouvellement de l'oxygène injecté à mesure que la respiration soit faite, accomplissant de la sorte un acte mécanique semblable, jusqu'à un certain point, à celui de l'inspiration et expiration pulmonaires.

Pour répondre à la première question, j'injectais environ trois cents centimètres cubes d'oxygène dans le tissu hypodermique d'un lapin. Pendant l'opération, par suite des ruptures des avéoles du tissu cellulaire, il se forma un emphysème dont le volume alla sensiblement en diminuant pendant six heures, moment où il avait été réduit a sa huitième partie environ.

L'animal, après la piqûre qu'on lui fit pour introduire la canule, ne donna pas signe d'agitation. Ses fonctions ne révélèrent non plus le moindre trouble. Quant à la blessure, on la ferma complètement au moyen de collodion élastique, la canule une fois retirée.

Deux jours après, l'emphysème avait complètement disparu et la peau qui, auparavant, était distendue, se trouvait intimement unie au tissu cellulaire sous-cutané, de manière qu'il ne restait pas trace de l'action produite par les gaz injectés.

Après cette opération, le lapin continua de vivre sans trahir la moindre altération, pendant les mois suivants.

Plusieurs expériences faites suivant la même méthode ont toujours donné un résultat identique.

Mais, me direz-vous, il est difficile, à la pratique, d'avoir de l'oxygène absolument pur et par conséquent ce sera un obstacle pour son application.

J'ai pensé aussi à cette difficulté et j'ai pu la vaincre.

En effet, j'ai injecté un mélange d'oxygène et d'azote en des proportions variables dans le tissu hypodermique et la conclusion a toujours été la même. Il ne s'est jamais produit aucun phénomène d'irritation.

Répétez cette opération quand vous voudrez. Prenez un gazomètre d'oxygène pourvu d'un tube de caoutchouc muni à son extrémité d'une canule ; introduisez cette canule sous la peau d'un animal quelconque, un lapin ou un chien, par exemple, et injectez le gaz dans le tissu hypodermique, en exerçant une faible pression, une atmosphère tout au plus. Ne craignez rien si vous voyez que la peau se distend, se gonfle et se sépare des tissus adjacents. Continuez même jusqu'au moment où toute la peau sera convertie dans un véritable sac d'oxygène. L'animal ne souffrira rien ; il continuera sa vie comme la veille et il passera également les autres jours sans donner aucun signe de trouble.

Peu à peu l'énorme emphysème que vous avez produit diminuera et à la fin la peau deviendra à son état normal ; elle s'appliquera de nouveau sur ces tissus adjacents et aucun signe apparent ne fera connaître l'opération à laquelle vous l'avez soumis.

Nous pourrons donc résoudre le premier problème en disant : que les injections hypodermiques d'oxygène ne sont pas irritantes et qu'elles ne produisent aucun trouble préjudiciable à l'organisme.

La seconde question est cependant plus intéressante, car ce n'est pas seulement l'innocuité de l'oxygène qu'il importe d'établir, mais son absorption.

Je ne vous donnerai pas les détails de toutes les expériences que j'ai faites à ce sujet, car ce serait vous fatiguer la mémoire que de retenir les chiffres des analyses chimiques que je me suis vu obligé de faire pour démontrer que l'oxygène s'absorbe en même temps que l'acide carbonique s'élimine.

Un seul exemple suffira pour vous faire comprendre ma manière d'agir.

J'ai pris un chien de grande taille et je lui ai injecté de la manière indiquée 185 cc. du gaz oxygène.

Un quart d'heure après j'aspire tout le gaz qui reste dans l'emphysème artificiel et je n'en rencontre que 28 cc. Il y a donc une différence de 157 cc. Que sont ils devenus ? Ils ont été absorbés.

L'analyse de ce gaz que je viens d'extraire du tissu hypodermique de l'animal donne le résultat suivant :

Volume total...........	28	cc.
Oxygène..............	22.8	cc.
Acide carbonique.......	5.2	cc.

Par conséquent, l'oxygène absorbé monte à 162,2 cc. et l'acide carbonique éliminé à 5,2 cc.

Un autre exemple encore :

Une injection de 200 cc. d'un gaz dont la composition était :

$$O = 177 \text{ cc.}$$
$$Az = 23 \text{ cc.}$$

resta sous la peau d'un animal pendant une demi-heure. **Au bout**
de ce temps j'aspire le gaz qui reste et je ne trouve que **40 cc.**

L'analyse ce gaz donne la composition suivante :

Volume total : 40 cc.
$$O = 14.4 \text{ cc.}$$
$$CO_2 = 4.6 \text{ cc.}$$
$$Az = 21.0 \text{ cc.}$$

Par conséquent, l'absorption de l'oxygène s'était élevée à
162,6 cc. et l'élimination de l'acide carbonique à 4,6 cc.

Cette expérience répétée plusieurs fois donna toujours le même
résultat, c'est-à dire toujours démontra l'absorption de l'oxygène sous la peau et, par conséquent, la respiration artificielle
hypodermique.

Quant au troisième problème qui consiste à imiter les actes
mécaniques de l'inspiration et de l'expiration, il est facile de le
résoudre. Il suffit pour cela d'user d'un appareil pourvu d'une
pompe à mercure aspirante et foulante qui aménera l'oxygène du
gazomètre dans le tissu hypodermique et le gaz de l'emphysème
à un récipient fermé.

Mais, peut être, désirez-vous avoir des renseignements précis
sur la proportion et l'importance de la respiration artificielle
hypodermique vis-à-vis de la respiration pulmonaire.

Je vais satisfaire immédiatement vos désirs.

Mes recherches arrivent à prouver que l'absorption de l'oxygène par injection hypodermique est le quart de ce qui se produit par la voie normale.

Cela étant exposé, les trois propositions, objet de cette étude
expérimentale, sont confirmées par les faits.

C'est pourquoi, Messieurs, je puis vous parler maintenant des
applications que la respiration artificielle hypopermique peut
recevoir dans toutes les maladies qui produisent la diminution
de l'hématose par un obstacle quelconque à la respiration
normale.

Ainsi, si vous vous trouviez en présence d'un malheureux qui
souffre d'une obstruction dans les bronches, soit par des fausses
membranes, soit qu'il y ait engorgement des petites bronches
ou des alvéoles pulmonaires par des produits pathologiques,

comme il arrive dans la bronchite capillaire et dans la pneumonie double, que pouvez-vous faire avec les ressources que vous donne jusqu'à présent la thérapeutique pour aider à sa respiration?

Rien, absolument rien, et vous êtes obligés de prévoir son agonie, car si vous tentez de donner l'oxygène par la voie pulmonaire, comme celle-ci est presque entièrement fermée, l'oxygène ne pourra pas arriver au sang en quantité suffisante et tous vos efforts seront vains. L'asphyxie surviendra. Mais, chers collègues, dans ce cas difficile employez sans crainte la respiration artificielle hypodermique et aidez de cette manière aux efforts de la nature.

L'appareil est bien simple; dans tous les hôpitaux, vous trouverez un gazomètre pour l'oxygène, un tube de caoutchouc et une canule. Eh bien, faites immédiatement au malade des injections hypodermiques jusqu'à ce que l'organisme se débarrasse des produits pathologiques qui obtruent les petites bronches, c'est-à-dire, puisqu'il n'y a pas d'autre moyen, aidez avec cette respiration artificielle à la respiration naturelle qui est insuffisante pendant que vous et la nature vous essayez de guérir le malade. Peut-être arriverez vous à temps pour sauver une victime des bras même de la mort et le regard de gratitude du malade, et la bénédiction de sa famille seront la plus grande satisfaction de votre existence et la gloire la plus pure de votre carrière.

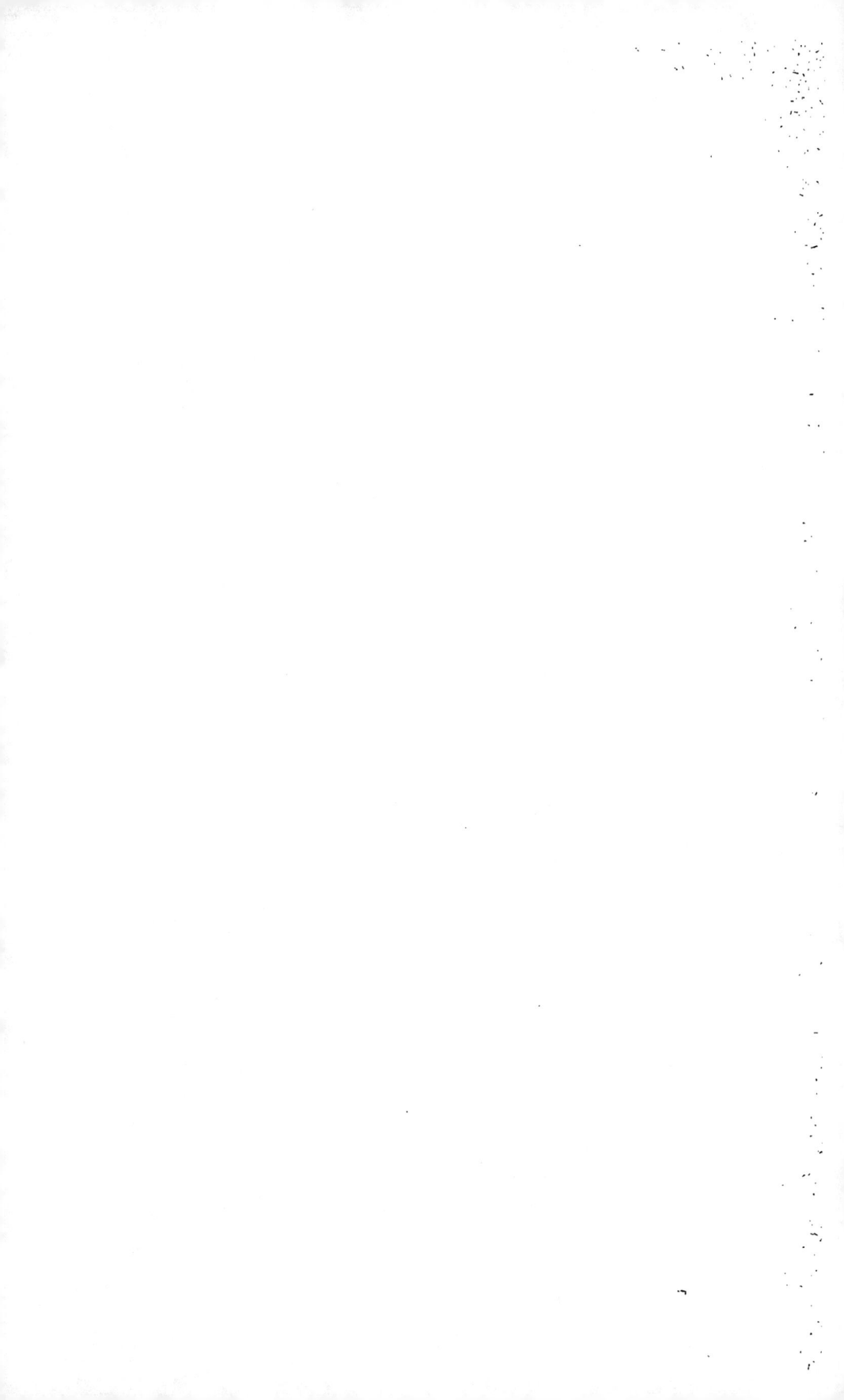

VORTRAG

Des Herrn Dr. med. Cobos, gehalten im Physiologische Club in Wien.

Meine Herren,

Die Experimente, von denen ich Ihnen zu sprechen habe, sind das Engebniss jahrelangen Studiums; sie sollen Ihnen eine Theorie demonstrieren, die der Experimentat-Physiologie neue Wege erœffnet. Diese Theorie will ich Ihnen auf folgende Weise auseinander setzen. : In der Ernæhrung ist nur ein wesentliches Organ und eine einzige Funktion, die alle anderen überwiegt. Infolge dessen behaupte ich, dass die Ernæhrungsfunktionen auf künstliche Weise vor sich gehen kœnnen und unabhængig von den Apparaten, die die Natur derselben zu diesem Zwecke zur Verfügung gestellt hat. Um diese Frage zu studieren, habe ich mit der (absorption) Einsangung des Sauerstoffs, das heisst mit der Einathmung angefangen.

Die Experimente, dass die Athmung auf künstliche Weise hergestellt werden kann unterhalb der Haut und unabhængig von den Lungen, sind in Amerika im Laboratorium der Universitæt zu Buenos-Ayres, und in Frankreich gemacht worden und das Resultat der Akademie der Medizin zu Paris vorgelegt worden.

Schliesslich habe ich die Ehre gehabt, einige derselben hier in Ihrem Physiologischen Institut zu wiederholen und ich benutze diese Gelegenheit, um dem gelehrten Prof. Dr. Ebner sowie seinem intelligenten Assistenten für das Wohlwollen zu danken, mit dem sie mir ihr Laboratorium zur Verfügung gestellt und mich mit ihrer Gegenwart beehrt haben.

Ehe ich zu der Vorführung meiner Experimente vorgehe, erlauben sie mir, Ihnen meine Theorie zu erklæren, damit kein

Zweifel über den Zweck meiner Experimente sowie über die
Intentionen, die mich dazu geführt haben, zurückbleibe. Lassen
sie mich vor Ihnen, meine Herren, zwei Principien formulieren,
die die Basis dieser neuen Arbeiten sind.

Diese Principien sind die der biologischen und die der organischen Einheit. Wenn Sie einen Blick auf die lebenden Wesen
werfen, so sehen Sies, dass die Ernæhrung durch drei physiologische Akte vor sich geht: Die Aufnahme (Absorption), die
Aneigung (Assimilation) und die Ausscheidung (Elimination).
Absorbieren, assimilieren und eliminieren, darin besteht der
ganze Cyklus der Ernæhrung. In der That zeigt uns die Physiologie, dass unabhængig von den mehr oder weniger compli-
cierten Organen jedes lebendigen Wesens, die Substanzen, um
in den Nahrungssaft, der im Organismus zirkuliert, einzudringen,
erst in einem flüssigen Zustand zurückgeführt werden müssen,
dass er in diesem die physiologischen Bedingungen der Absorption erfülle.

Eine Substanz, die diese Bedingungen nicht erfüllt, kann niemals in den Kreislauf des Organismus eintreten. Damit also der
erste physiologische Vorgang vor sich gehe, ist es unbedingt
nothwendig, dass die Substanzen zur Absorption fæhig seien, das
heisst, dass sie für diese wichtige Function vorbereitet werden.

Es ist von geringer Bedeutung, dass diese Vorbereitung vorher
im Innern des Organismus durch spezielle Organe vor sich gehe,
wie bei dem Menschen und den auf vervollkommneter Stufe
stehenden Tieren, oder dass sie von aussen vor sich gehe wie
bei den Amiben, deren Absorption, obgleich sie nur eine einzige
Zelle für ihren ganzen Kœrper haben, ohne irgend welches spe-
cielle Organ, das irgend einer Funktion helfen kœnnte, trotzdem
eben so gut vor sich geht wie bei den kompliciertesten Tieren.
Gehen wir nun, meine Herren, zur Assimilation über. Sobald
als die assimilierbaren Stoffe in den Nahrungssaft eingedrungen
sind, entzieht ihnen der Organismus alle die ihm nœtigen Substanzen, um die wæhrend seiner Thætigkeit verloren gegangenen
Kræfte, wieder zu ersetzen.

Auf welche Weise vollzieht der Organismus diesen allerwich-
tigsten Vorgang? Auf eine komplizierte und für uns noch sehr
dunkle Weise, aber was wir wissenschaftlich ergründet haben,
ist, dass jede Zelle durch eine bestimmte Erscheinung der
Absorption, von dem Nahrungssaft das nœtige nimmt auf dieselbe

Weise, in der der ganze Organismus durch dieselbe Erscheinung der Absorption von aussen nimmt, was er braucht, um das fehlende zu ersetzen.

Es ist von keiner Bedeutung, ob diese physiologische Arbeit in einem vielzelligen Geschœpfe, wie bei dem auf einer hœheren Stufe der Zoologie stehenden Tiere, vorgeht, oder in denjenigen, die nur eine Zelle haben, wie die Amiben, von denen ich eben gesprochen habe. Ueberall muss man hierin die Erscheinung der Absorption erblicken; sonst ist es unmœglich, den Process der Assimilation zu begreifen.

Betrachten wir nun die letzte Erscheinung, die wir Elimination genannt haben. Wir wissen mit Bestimmtheit, dass die innerlichsten Vorgænge der Ernæhrung in der Gesamtheit der Gewebe im Innern jeder Zelle vor sich gehen und dass der Nahrungssaft, d. h. der Saft in den vegetierenden Kœrpern, das Blut in den hœheren Tieren, alles aufsaugt, was die Zellen als zu ihrer Erhaltung unnutz und schædlich auswerfen.

Nachher nimmt es auch der Saft oder das Blut auf sich, alle die schædlichen oder unnützen Stoffe, die es im Innern der Gewebe aufgesaugt hat, aus dem Organismns auszuscheiden.

Wir sehen also, dass bei den drei Vorgængen der Ernæhrung immer die Erscheinung der Absorption stattfindet, ohne welche sie nicht fonktionieren kann und dieses abgesehen von den Organen, die der Organismus besitzt.

Nehmen wir den Menschen als Beispiel: Um nach dieser Theorie die Erscheinungen der Ehrnæhrung zu erklæren, haben wir nur drei Dinge ins Auge zu fassen :

Erstens die assimilierbaren Stoffe, die von aussen kommen; zweitens das Blut oder der Næhrsaft, der überall zirkuliert, und drittens die Zellen, aus denen die Gewebe bestehen.

Bei dem ersten Vorgang, næmlich der Absorption, saugt das Blut die assimilierbaren Stoffe in seinem Innern auf; bei dem zweiten, næmlich der Assimilation, saugen die Zellen aus dem Blute dieselben assimilierbaren Stoffe auf und um den dritten Vorgang zu vollziehen, næmlich den der Elimination, muss das Blut den Zellen entnehmen, was diese ausscheiden oder eliminieren.

Ich behaupte darum von neuem und glaube, dass es klar und verstændlich ist, dass in allen diesen zusammengesetzten Vorgængen der Ernæhrung eine Erscheinung vorherrscht und das

ist die Absorption, und dass diese Erschinung sowohl in den
hœheren wie in den einfachsten Organismen vorherrscht, so
kœnnen wir mit Recht sagen, er bildet eine biologische Einheit.

Da wir die biologische oder fonctionnelle Einheit festgestellt
haben, wollen wir uns mit der anderen Theorie, der der organischen Einheit beschæftigen.

Die Wissenschaft læsst jeder Function ein Organ zu; die
Anatomie gibt uns ohne Zweifel den Beweis davon; die Histologie belehrt uns über die Gewebe der Organe, aus denen sie bestehen, und die Physiologie zeigt uns auf welche Weise sie diese
Funktionen ausüben.

Das ist eine abgemachte Thatsache; si kann nicht geleugnet
werden, sie muss zugegeben werden und doch, wenn wir die
Funktion der Ernæhrung gründlich studieren, so sehen wir nur
ein einziges Organ. Das heisst, bei aller Verschiedenheit der
Organe, die die Natur zu den Ernæhrungsfunktionen gebracht,
ist es immer ein Element allein, ein Organ allein und dasselbe
überall, das die Funktion direkt bewirkt.

Demnach besteht in allen Organen der Ernæhrung eine Ver-
tiefung, in der alle Stoffe, die in den Kœrper übergehen sollen,
wie die Speisen in den Magen oder die Luft in die Lungen, einige
Zeit bleiben, ehe die Absorption vor sich geht.

Diese Hœhle, die sich im Magen, in der Lunge oder an
irgend einer anderen Stelle befindet, dient nur dazu, die Funktion vorzubereiten und ihr zu helfen, aber sie ist nicht das
Hauptorgan, sondern nur eine Assistentin.

Auf dem Boden, in den Scheidewænden oder in der inneren
Oberflæche dieser Hœhlen finden wir ein Netz von unzæhligen
Blutcapillarien, durch welche alle Erscheinungen der Einsau-
gung, der Capillaritæt, der Ausbreitung und der Osmose vor
sich gehen, deren gemeinsame Thætigkeit dazu beiträgt, die Absorption zu bewerkstelligen.

Nehmen wir die Athmung zum Beispiel. Die Lunge ist eine
Hœhle, die wie eine Saug- und Druckpumpe arbeitet. Sie be-
steht aus einem Gewebe durch dessen Geflecht die Blutkapilla-
rien sich schlængeln. Der Sauerstoff tritt auf den Boden der
Lungenblæschen in dem Momente, in dem der Kohlenstoff das
Blut verlæsst.

Durch die Vermittlung der Capillargefæsse absorbiert das

Blut den Sauerstoff, der zur Hematose nœtig ist, und durch die Vermittlung dieser næmlichen Capillarien scheidet das Blut sein Stickgas, das heisst den Kohlenstoff und den Wasserdunst aus.

Welche Rolle hat die Lungenhœhlung dabei gespielt? Einfach die, den Sauerstoff von aussen in das Blutcapillar zu bringen, und darauf in die Atmosphære zu ergiessen, was dasselbe Capillar in sie ergossen hat.

Welche Rolle hat das Blutcapillar dabei gespielt? Die, den Sauerstoff absorbiert und die den Kohlenstoff ausgeschieden zu haben, mit einem Worte die welche geathmet hat, die des eigentlichen Werkzeugs der Athmung.

Demnach kann die Lunge einfach als eine wirkliche Ableitung der æusseren Oberflæche angesehen werden, die in unmittelbarer Beziehung zu dem Innern des Kœrpers steht und dazu geeignet ist den Sauerstoff vermittelst der Einathmung in sich aufzunehmen. Sie setzt ihn mit den Blutcapillarien in Kontakt zur Bewerkstelluug der Hematose und scheidet darauf vermittelst der Ausathmung die unreine Luft nach aussen aus.

Mit einem Worte, die Lunge bewerkstelligt zuerst einen mechanischen Act, der zur Erneuerung des Sauerstoff's beitrægt und zwar im Kontakt mit dem letzteren und dem Blutstrom.

Das ist alles.

Prüfen wir jetzt was im Innern des Organismus vorgeht.

Unser Blut ist schon nach der Einathmung mit Sauerstoff beladen; aber wir wissen, dass dieser Sauerstoff nicht in der Blutflüssigkeit bleiben, sondern sich in die gesammten Zellen ergiessen wird, um das Leben zu unterhalten. Auf welches Mittel vollzieht sich dieser Akt? Die Erklærung liegt auf der Hand: Die Zellen, die mit den Blutkapillarien in Kontakt sind, haben wæhrend ihrer Functionsthætigkeit ihren Sauerstoff erschœpft. aber da sie ohne Sauerstoff nicht existieren kœnnen, so müssen sie ihn absorbieren, das heisst sie müssen athmen. Darum absorbieren sie durch die Capillarien hindurch den Sauerstoff, den das Blut ihnen zuführt.

Wir sehen aber dass die Athmung hier, sowohl wie in der Lunge, durch die kleinen Gefæsse oder Capillarien hindurch stattfindet.

Mit einem Worte, das Blut athmet queer durch diese kleinen Gefæsse wie es alle Zellen des Kœrpers thun. Folglich behaupte ich noch einmal, dass das Blutcapillar das eigentliche Organ der

Athmung ist, denn durch dieses Blutcapillar und durch seine Vermittlung allein gelangt man zum Process des Athmens im ganzen Organismus.

Was ich, meine Herren, so eben über die Athmung gesagt habe, læsst sich auf die anderen Nahrungsfunctionen anwenden. Ueberall wenn Sie die Function gründlich studieren, wenn Sie bis zu den letzten Grenzen die Organe analysieren, die scheinbar ihre functionnellen Akte vollziehen, so werden Sie überall, wiederhole ich, denselben wesentlichen Agenten als das eigentliche Organ finden, das Blutcapillar und dieselbe dem Akte unentbehrliche Function, das heisst die Absorption.

Diese Einheit der Verrichtungen also und diese Einheit der Organisation, die ich so eben vorgeführt habe und die so klar aus der Beobachtung der Natur hervorgeht, hat mich dazu bewogen, diese beiden Gesetze der biologischen oder functionnellen Einheit und der organischen Einheit in eine Formel zu fassen.

Auf Grund dieser Principien, prüfen wir nun ihre Anwendung auf die experimentale Physiologie und auf die Heilkunde.

Ich beschrænke mich, meine Herren, auf die Athmung, den Hauptgegenstand meiner Vorlesung. Da die Athmung, wie ich sie eben behandelt habe, in der Lunge sowohl wie im Innern der Gewebe durch ein einziges physiologisches Organ, næmlich durch das Blutcapillar vor sich geht, so muss sich die Function auch überall da vollziehen, wo sich das Netz dieser kleinen Gefæsse befindet, immer so, dass die Gesetze der Absorption ohne Hinderniss thætig sein kœnnen, oder um es Ihnen auf eine andere Weise zu sagen, dass die Athmung von diesen Principien ausgehend, künstlich und unabhængig von den Lungen hergestellt werden kann.

Meine Herren, ist das in der That mœglich? Kann man wirklich ohne Lunge athmen? Prüfen wir die Frage, ohne uns zu beeilen, denn sie ist von grosser Wichtigkeit wie Sie sehen.

Es genügt, einen Blick auf das ganze organische Reich zu werfen, um sich davon Rechenschaft abzulegen, dass bei den mit Lungen versehenen Wesen, die Erscheinung des Athmens ausserdem noch auf normale Weise bewirkt wird durch die ganze æussere Oberflæche im Contact mit der umgebenden Luft, unter der Bedingung allein, dass diese zum Austausch der Gase geeignet sei.

Diese Meinung wird ausserdem durch die Physiologie bekræftigt, die uns lehrt, dass, in dem Verhæltniss, in dem man von dem zusammengesetzten Organismus des Menschen zu dem der Tiere herabsteigt, bis man bei den einzelligen Tieren angekommen ist, diese Athmung ausserhalb der Lunge eine immer grœssere Wichtigkeit bekommt, bis sie bei den niederen Wesen, allen Lebensbedingungen vollstændig genügt.

So haben zum Beispiel die Experimente von Raiset und von Regnault bewiesen, dass die Athmung durch die Haut bei den Tieren mit kaltem Blute, wie bei dem Frosch, die Athmung durch die Lunge vollkommen ersetzt.

Diese Physiologen setzen zwei Frœsche in hermetisch verschlossene Glasglocken einander gegenüber. Einer dieser Frœsche hat keine Lunge ; denn sie ist vorher durch eine Operation ausgeschnitten worden und trotzdem lebt dieser Frosch und trotzdem athmet er. Der andere ist unberührt geblieben. Nun, meine Herren, nach einigen Stunden analysieren die Forscher die Luft jeder Glocke und konstatieren zu ihrer Verwunderung, dass beide Tiere dieselbe Quantitæt Sauerstoff absorbirt und dasselbe Volumen Kohlenstoffs von sich gegeben haben, das heisst, beide Frœsche haben auf dieselbe Weise geathmet, der eine ohre Lungen, durch die Haut allein, und der andere, indem er seinen Sauerstoff auf die gewœhnliche Weise in sich aufgenommen hat.

Was die Geschœpfe anbetrifft, die nur eine Zelle für den ganzen Organismus besitzen, die Masse der Protoplasmatiques, so vollziehen sie den Athmungsprocess ohne irgend welche Vermittlung der Lungen, weil sie keine haben.

Wir kœnnen also zu den biologischen Wahrheiten diejenige rechnen, dass bei allen Thieren, zu welcher zoologiechen Gruppe sie auch gehœren mœgen, die Erscheinung, die wir Athmudg nennen, auf der Gesamtheit derjenigen Oberflæche stattfinden kann, die dazu geeignet ist, Gase zu absorbieren, und dieses unabhængig von den Organen, die sie besitzen.

Daraus folgt also, dass der Athmungsprocess als allgemeine biologische Erscheinung dem Gesamtorganismus angehœrt und nicht ausschliesslich dem oder jenem Organe, wie ausgebildet es auch sei.

Nun, meine Herren, was für die Thiere wahr ist, ist es auch für den Menschen in den Grenzen als sein verwickelter Orga-

nismus es bedingt. Der Beweis ist klar und geht aus dem von
mir eben gesagten hervor.

Thatsæchlich besteht der Organismus des Menschen von dem
Gesichtspunkt seiner vegetierenden Functionen aus, aus einer
Gesamtheit von Zellen oder mikroskopischen Wesen. Alle diese
Zellen, und folglich die Gesamtheit der Gewebe athmet direct
aus dem Blute, wie wir das schon erklært, haben ohne Mithilfe
irgend eines anderen Organs als dem des Blutcapillars. Aber
wozu sollen wir uns længer bei Dingen aufhalten, die so klar
sind? Die Wissenschaft hat uns durch unsbetreitbare Experimente
bewiesen, dass der Mensch ausser durch die Lunge den Sauerstoff auch durch die Hautoberflæche in sich aufnimmt, das heisst
dass er auch durch die Haut athmet.

Bis jetzt habe ich Ihnen, meine Herren, nur diejenigen Thatsachen vorgeführt, die natürlich sind, und sich vor unseren
Augen vollziehen, auf Thatsachen die aus unserer Beobachtung
hervorgegangen und in Uebereinstimmung mit der Theorie sind.

Ich muss Ihnen indessen experimentale Beweise vorlegen,
die Ihrem Geiste darlegen, dass die Athmung künstlich hergestellt werden kann durch unser Einschreiten, und von uns
geleitet und ohne die Hilfe irgend eines Organs das man
Athmungsorgan nennt.

Um meine Experimente zu machen, musste ich, vor allem,
meine Herren, den geeigneten Ort des Kœrpers, das zu dieser
künstlichen Function geeignete Gewebe aussuchen. Ich habe
das hypodermische Gewebe gewæhlt, weil es das schmiegsamte
ist ; es kann sich leicht nur schmerzlos brechen lassen, und
schliesslich befindet es sich zwischen der Haut, die so reich an
Gefæssen ist, und zwischen den Muskeln des Kœrpers, die wegen
ihrer ununterbrochenen Thætigkeit so gierig nach Sauerstoff sind.

Ich war im voraus, meines Erfolges sicher ; denn befinden
sich in den hypodermischen Geweben kleine Capillarien? Ist
dort ein von den Lungen entferntes und folglich ein an Sauerstoff armes Blut? — Nun, ich habe vor mir das für die Athmung
wesentliche Organ ; was ich brauche, das ist, es mit dem Sauerstoff in Contact zu bringen, so dass es mit den Luftblæschen in
Contact kommt ; nachher werden die Erscheinungen der Ein-
saügung der Capillaritæt und der Osmose, mit einem Worte die
Erscheinung der Absorption das Uebrige thun ; das heisst die
Athmung wird in Gang gesetzt sein.

Aber im Moment, wo ich das erste Experiment anfangen wollte, stellte sich eine bedenkliche Schwierigkeit heraus.

Der Sauerstoff ist, wie manche Gelehrte sagen, sehr reizend. Wie also ein reizendes Gas unter die Haut einspritzen? Anstatt einer Athmung würde ich eine Entzündung, vielleicht ein Geschwür hervorrufen? Wie oft, meine Herren, triumphieren falsche Ideen! Ich bezweifelte, dass ein für das Leben so unentbehrliches Gas so reizend sein kœnne, wie so viele Gelehrte behaupten, aber um ein für alle Mal die Frage zu entscheiden, beschloss ich, mir durch das Experiment selbst die Lœsung zu verschaffen, so habe ich diesem dieses æusserst schwierige Problem unterworfen, und die Resultate haben die theoretischen Ideen bestætig', die ich Ihnen im Laufe dieser Auseinandersetzung vorgelegt habe.

Dieses ist der Grundriss meiner Experimente, den ich zur Bestætigung meiner Theorie verfolgt habe. Meine Expérimente haben drei Probleme gelœst :

1° Ob die Einspritzung von Sauerst ff unter die Haut ohne Gefahr ist, oder irgend welche schædliche organische Stœrung hervorbringt.

2° Ob der hypodermisch eingespritzte Sauerstoff von dem Blute absorbirt und in grœsserer oder kleinerer Menge durch dem Kohlenstoff ersetzt wird, der aus dem Innern ausstrœmt.

3° Ob man die Erneuerung des eingespritzten Sauerstoffs künstlich herstellen kann in dem Maasse, dass die Athmung vor sich gehen, und man auf diese Weise einen mechanischen Act vollziehen kann, der bis zu einem gewissen Punkte dem der Ein- und Ausathmung der Lunge æhnlich ist.

Um die erste Frage zu beantworten spritzte, ich ungefæhr drei hundert Cubik Centimeter Sauerstoff in das hypodermische Gewebe eines Kaninchens. Während der Operation bildete sich infolge der Brechungen der Areolen eine Windgeschwulst (emphysème) deren Volumen innerhalb sechs Stunden sichtlich kleiner wurde; zu dieser Zeit war sie ungefæhr auf ihren achten Theil reduciert worden.

Das Thier gab kein Zeichen von Aufgeregtheit, als man ihm nach dem Stich die Spritze einführte. Seine Functionnen zeigten auch nicht die geringste Stœrung. Was die Wunde anbetrifft, so wurde sie mit elastischem Collodium vollsændig geschlossen, sobald als die Spritze heraus war.

Nach zwei Tagen war die Windgeschwulst (l'emphysème) vollstændig verschwunden und die Haut, die vorher gewultsam gespannt war, hatte sich wieder eng mit dem Zellengewebe unter der Haut verbunden, so dass keine Spur mehr von der durch die eingespritzten Gase hervorgerufen Wirkung übrig blieb.

Nach dieser Operation lebte das Kaninchen weiter, ohne wæhrend der folgenden Monate, die geringste Verænderung du zeigen.

Mehrere nach derselben Methode gemachte Experimente haben immer dasselbe Resultat ergeben.

Aber, werden Sie mir einwenden, es ist in der Praxis schwer absolut reinen Sauerstoff zu haben und folglich wird das ein Hinderniss für seine Anwendung sein.

Il habe auch an diese Schwierigkeit gedacht und il habe sie überwinden kœnnen.

Il habe in der That eine Mischung von Sauerstoff und Azot in wechselnden Proportionen in das hypodermische Gewebe eingespritzt und die Schlussfolgerung ist immer dieselbe gewesen. Niemals ist irgend eine Erscheinung von Reigung vorgekommen.

Wiederholen Sie die Operation, wann Sie wollen. Nehmen Sie einen Gasmesser mit Sauerstoff versehen mit einer Gummirœhre, an derem æusserstem Ende eine Spritze befestigt ist; führen Sie diese Spritze unter die Haut irgend eines Thieres, eines Kaninchens oder Hundes zum Beispiel, und spritzen Sie das Gas in das hypodermische Gewebe mit schwachem Drucke, eine Atmosphere allerhœchstens. Befürchten Sie nichts, wenn die Haut sich spannt, geschwillt und sich von den umgrenzenden Geweben trennt. Fahren Sie fort bis zu dem Moment, wo die ganze Haut in einen wahrhaften Sack mit Sauerstoff verwandelt ist. Das Thier wird garnicht dabei leiden, sondern sein Leben, vorher wie nachher, fortführen ohne ein Zeichen irgend welcher Stœrung.

Nach und nach wird die Windgeschwulst, die Sie bewirkt haben, abnehmen und die Haut schiesslich zu ihrem normalen Zustande zurückkehren; sie wird sich wieder an die angrenzenden Gewebe ansetzen und die Opération, der Sie sie unterworfen haben, wird sich durch kein sichtliches Zeichen erkennen lassen.

Wir kœnnen hiermit das erste Problem lœsen und sagen : Dass die hypodermischen Sauerstoff-Einspritzungen keine Reizung sind, und nicht die geringste Stœrung hervorrufen, die dem Organismus schœdlich sein kœnnten.

Die zweite Frage ist jedoch interressanter, denn es ist nicht nur die wichtige Unschœdlichkeit des Sauerstoffs festzustellen, sondern auch seine Absorption.

Ich werde Ihr Gedœchtniss nicht mit den Einzelheiten aller der zu diesem Zwecke gemachten Experimente beschweren, noch mit der Mittheilung aller Zahlen der schemischen Analysen, die ich machen musste, um zu beweisen dass der Sauerstoff zu derselben Zeit absorbirt wird, als der Kohlenstoff sich anscheidet.

En einziges Beispiel wird genügen, um Ihnen meine Art vorzugehen, verstœndlich zu machen.

Ich habe einen Hund von starker Leibesgestallt dazu gewœhlt und ihm auf die angegebene Weise 185 cc. Sauerstoffgas eingespritzt.

Eine Viertelstunde darauf sammle ich das Gas auf, das in der künstlichen Windgeschwulst bleibt und finde nur noch 28 cc. darin. Das macht also eine Differenz von 157 cc. Was ist aus den Gasen geworden ? Sie sind absorbiert worden.

Die Analyse dieses Gases, das ich dem hypodermischen Gewebe des Thieres entzogen habe, ergibt folgendes Resultat :

Total Volumen. . .	28 cc.
Sauerstoff.	22.8 cc.
Kohlenstoff	5.2 cc.

Folglich betragt der absorbierte Sauerstoff 162.2 cc. und der ausgeschiedne Kohlenstoff 5.2 cc.

Noch ein anderes Beispiel :

Eine Einspritzung von 200 cc. dessen Zusammensetzung :

O	177 cc.
Az	23 cc.

war, blieb eine halbe Stunde lang unter der Haut eines Thieres. Am Ende dieser Zeit sammelte ich das übriggebliebene Gas auf und fand nur noch 40 cc.

Die Analyse dieses Gases ergab folgende Zusammensetzung :

Total Volumen. . .   40   cc.
O . . . .   14.4 —
CO_2 . . . .   4.6 —
Az. . . . .   21.0 —

Folglich war die Absorption des Sauerstoffs bis auf 162.6 cc. und die Anscheidung des Kohlenstoffs auf 4.8 cc. gestiegen.

Dieses mehrere Mals wiederholte Experiment ergab jedes Mal dasselbe Resulat, das bewies jedes Mal, dass infolge dessen die Absorption des Sauerstoffs unter der Haut, die künstliche hypodermische Athmung ist.

Was das dritte Problem anbetrifft, næmlich den mechanischen Art der Ein- und Ausathmung nachzuahmen, so ist es leicht zu lœsen. Es genügt sich zu diesem Zwecke eines Apparates zu bedienen, der aus einer Quecksilber Saug- und Druckpumpe besteht, die den Sauerstoff des Gasometers in das hypodermische Gewebe und das Gaz der Windgeschwulst in ein geschlossenes Recipient leitet.

Aber vielleicht wünschen Sie, præcise Aufschlüsse über das Verhæltniss und die Wichtigkeit der künstlichen hypodermischen Athmung im Gegensatz zur Athmung der Lunge zu haben?

Ich werde Ihrem Wunsch sogleich genügen.

Meine Forschungen haben den Zweck, zu beweisen, dass die Absorption des Sauerstoffs durch hypodermische Einspritzungen der vierte Theil derjenigen ist, die auf normalem Wege vor sich geht.

Dieser Auseinandersetzung gemæss sind die drei Fragen, die den Gegenstand dieser Experimentalstudie sind, durch die Thatsachen begründet worden.

Darum kann ich jetzt, meine Herren, von der Anwendung der künstlichen hypodermischen Athmung sprechen bei allen denjenigen Krankheiten, die eine Verminderung der Hematose erzeugen durch irgend ein Hinderniss in der normalen Athmung.

Demnach, wenn Sie einen Unglücklichen vor sich haben sollten, der an einer Obstruction (Verstopfung der Lufrœhren leidet, sei sie hervorgerufen durch falsche Hæutchen (fausses membranes), sei sie es durch Verschleimung der kleinen Luftrœhren oder Lungenaveolen (avéoles pulmonaires) durch pathologische Producte wie bei der Capillarbronchitis und bei der

doppelten Luftræhrenentzündung; was vermœgen Sie mit den
Hilfsmitteln zu bewirken, die Ihnen die Heilkunde bis jetzt liefert,
um dem Athmungsprocess zu befœrdern? Nichts, absolut
nichts; Sie stehen einem Todeskampfe bevor; denn wenn Sie
es versuchen, den Sauerstoff durch die Lunge einzuführen, diese
aber fast total verschlossen ist, so kann der Sauerstoff nicht in
gehœriger Menge ins Blut gelangen und Ihre Bemühungen sind
vergebens.

Die Erstickung tritt ein. In diesem schweren Falle, meine
lieben Collegen, wenden Sie ohne Bedenken die künstliche
hypodermische Athmung ein und helfen Sie auf diese Weise den
Kræften der Natur.

Der Apparat ist sehr einfach; in allen Hospitælern finden Sie
einen Gasometer für den Sauerstoff, eine Gummirœhre und eine
Spritze. Geben Sie dem Kranken sofort hypsdermische Einspritzungen, bis der Organismus von den pathologischen Producten,
die die kleinen Luftrœhren verstopfen, frei wird, das heisst, da
es kein anderes Mittel gibt, helfen Sie durch diese künstliche
Athmung der naürlichen, die ungenügend ist, dadurch dass Sie
und die Natur versuchen, den Kranken zu heilen. Vielleicht
gelingt es Ihnen noch zur Zeit ein Opfer den Armen des
Todes zu entreissen und der Blick des Dankes aus den Augen
des Kranken, sowie die Segenswünsche seiner Familie werden
die grœsste Genugthuung in Ihrer Existenz, und der ungetrüb-
teste Ruhm in Ihrer Laufbahn sein.

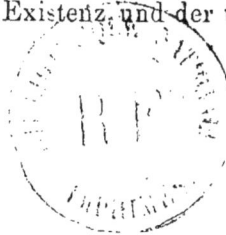

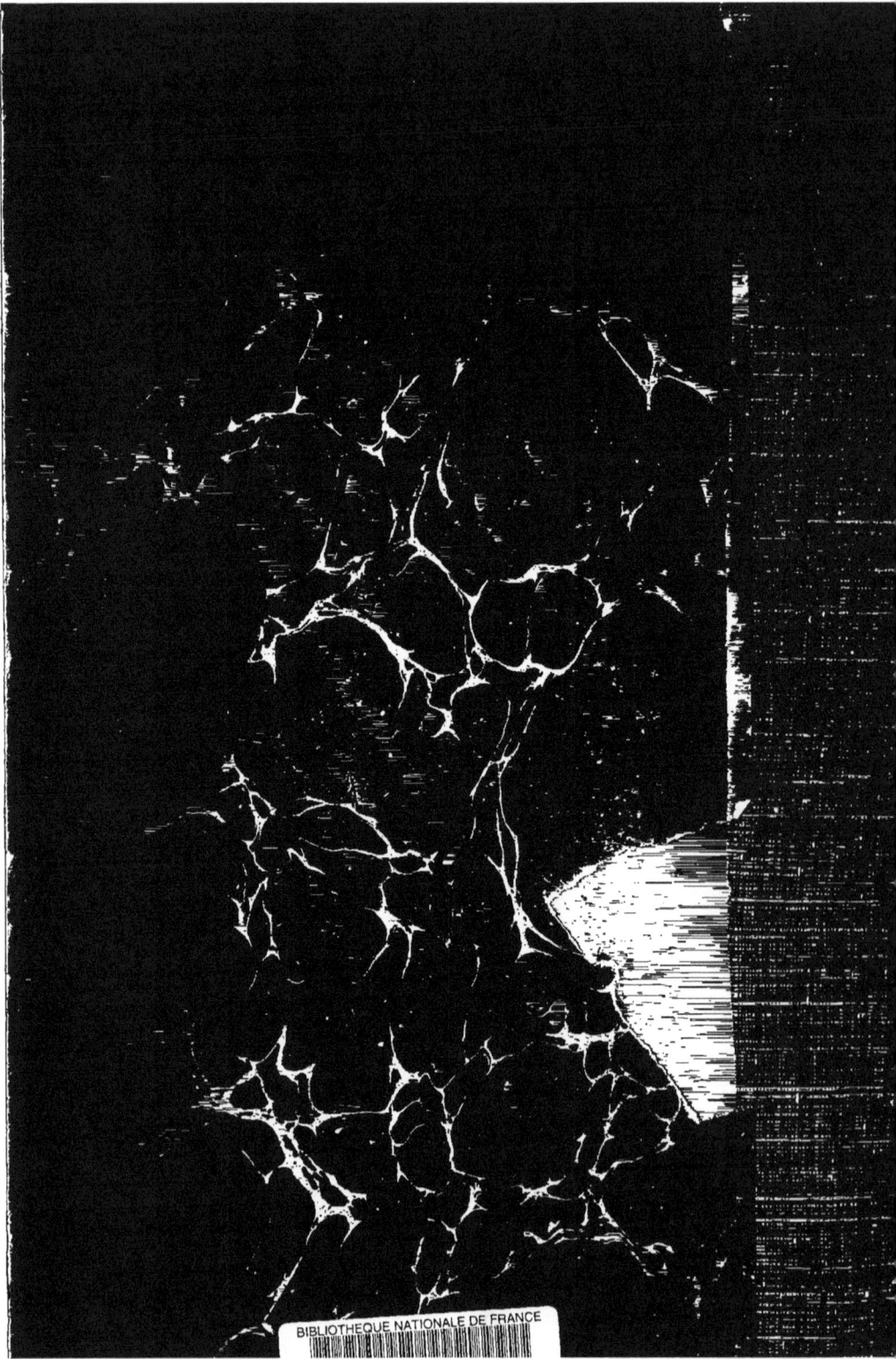

www.ingramcontent.com/pod-product-compliance
Lightning Source LLC
Chambersburg PA
CBHW050552210326
41521CB00008B/932